看護過程をひとつひとつわかりやすく。

もくじ

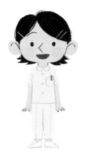
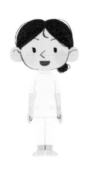

本書の使い方

- 2ページごとに学習をまとめています.
- 本書では看護過程の初学者に向けて, 大まかな流れと内容を理解することを目的に解説しています.
- 本書で学習したあとに, 実際の看護師国家試験過去問題の関連している問題にチャレンジしてみましょう.

文章を読み, イラストでさらに理解を深めましょう.

「STEP UP 看護コラム」では主に, 看護過程を展開するにあたっての周辺知識や看護・医療を学ぶみなさんにぜひ知っておいていただきたい内容を解説しています.

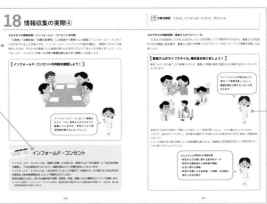

看護過程における考え方をイラストなどで示していますので, 頭の中でイメージしながら読めるようにしています.

01 看護過程の考え方

看護過程って？

　看護過程とは，『看護職者が看護の知識体系と経験にもとづいて,対象の看護上の問題を明確にし,計画的に看護を実施・評価する系統的・組織的な活動である』と定義されています（日本看護科学学会）.

　なかなか難しいですね．もう少し簡単に言うと「看護過程とは，看護師の思考過程を論理的に組み立てたもの」ということです.

　看護過程は，看護師が患者さんに適切な看護を提供するためのものです．つまり，みなさんが学生のうちに学ぶ看護過程は，将来，臨床現場で看護を実践する能力を身につけるために必須のものなのです.

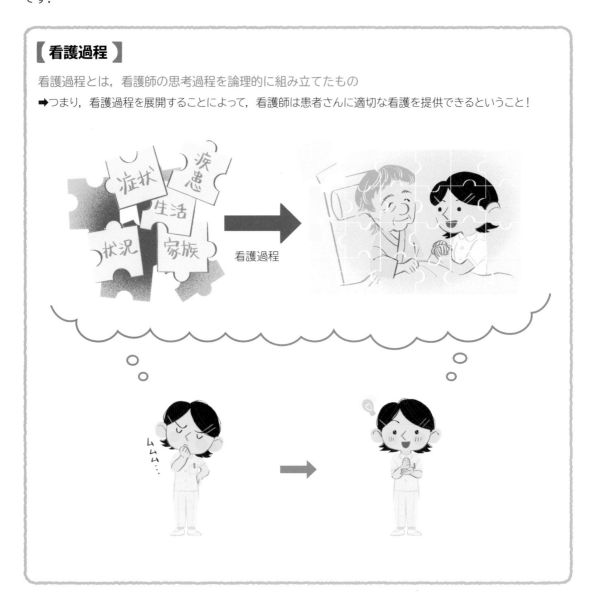

【 看護過程 】

看護過程とは，看護師の思考過程を論理的に組み立てたもの

➡つまり，看護過程を展開することによって，看護師は患者さんに適切な看護を提供できるということ！

看護過程の考え方

　看護過程は, 患者さん個々に適切な看護を提供するためのアプローチであり, 患者さんのQOL（キューオー・エル）
(Quality of Life, 生活の質）向上や看護師の思考発展につながるもの, といえます.

　看護過程は「問題解決法を応用した思考過程の筋道」です. みなさんは普段から, 何らかの問題解決をしながら日々生活を送っていますよね. 改めて看護実践において「問題解決」とはどのようなことなのか, 考えてみましょう.

【看護過程の考え方➡「問題解決法」】

問題を解決していくためには, 問題を問題と認識して, その問題をより明確にするために, 解決に必要な情報を収集していきますね.
看護過程でいうと, まずは患者さんの健康状態に関するデータを継続的に収集し, 患者さんの健康に何か問題がないかを明らかにしたり, これから何か健康を害することが起こるのではないかと予測したりするところから始まります.
看護では, 「患者さんに問題があるのか？」「問題があるとすれば, 患者さんの何が問題なのか？」というところから始まるのが特徴的です.

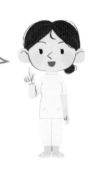

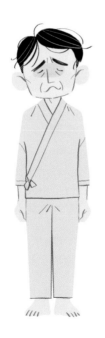
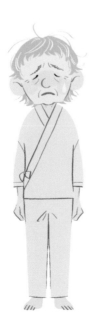

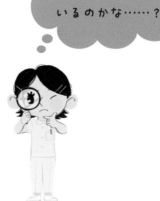

患者さんの何が問題になっているのかな……？

02 看護過程の構成要素　①情報収集，②分析・解釈

看護過程は，

①情報収集，②情報の分析・解釈，③問題点の抽出，④計画，⑥実施，⑦評価

の6つの要素で構成されており，この手順に沿って展開していきます.

【 看護過程の6つの要素 】

1 情報収集, 情報の解釈・判断 (アセスメント)

　対象者から，健康状態に関する情報を収集し，キュー情報 (Cue data, 意味のある情報) を見出します. それが「正常なのか，異常なのか (検査データであれば基準値範囲内なのかどうか)」「通常の状態から逸脱していなか」「適正であるか，ないか」などと推論します. 次に，複数のキュー情報を集めて「健康上の問題がある」「健康上の問題を生じる危険性がある」「健康を維持・増進するうえで強みがある」かどうかの仮説を立てます.

2 問題点の抽出 (看護診断)

　アセスメントで結論づけた仮説を，本当かどうか確認し，対象者の看護上の問題をその要因とともに明確化します. 対象者が抱えている問題は，健康状態に関することばかりではありません. 看護過程では，健康状態にかかわる問題を取りあげます. 健康状態にかかわる問題でも，看護師が独自に判断して介入できることと，医師をはじめとするほかの医療職とともに取り組むことが必要な問題があります. また，それぞれに，実際に生じている問題と，今後生じることが予測される問題があるため，それらを区別します. 対象者にとって十分でないことばかりを抽出するのではなく，対象者が使えそうな物的・人的資源や対象者の強み，自分で管理し，健康状態を維持増進できる部分も明らかにします.

3 計画

　問題を解決する，あるいは目標に到達するために計画を立案します. 心不全で呼吸困難のある患者に対してファウラー位をとって酸素吸入を行うなど，緊急性が高い場合は，すぐに介入を始めます. 介入によって期待される成果を設定し，どのように介入していくかを具体的に計画します.

4 実施

　計画した介入を実施します. 対象者の状態は日々変化していくため，その日ごとの優先順位を見極めて，優先順位の高い問題から介入します. 介入を行う前に，対象者が計画した介入を受けることができる状態であるのかを判断し，そのうえで実施します. 介入中・介入後には介入による反応を観察し，行った介入が十分でない場合は，計画を修正します.

5 評価

　期待される成果に照らして，対象者の状態と介入効果を評価します. 期待される成果に到達したかどうかと，達成に影響を及ぼした要因 (阻害要因／促進要因) を明らかにします. 成果が達成されていない場合は，計画を継続するか，追加・修正するのかを決めます. 新たな問題が見つかった場合は，別に看護計画を立案するか，すでにある看護計画に追加を行います. 評価には，すべての段階の検証を行うことも含まれます.

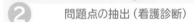

フィードバック

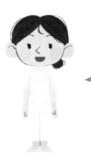

看護過程の①〜⑥の各段階は，重なり
あって関連しているのがわかりますね！
たとえば，「アセスメント」が適切でな
ければ，それ以降の展開はすべてズレて
しまうことになります．
まずは①情報収集と②情報の分析・解釈
です．

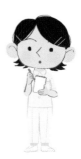

【①情報収集，②情報の分析・解釈】

アセスメントって？

①と②をあわせて「アセスメント」といいます．

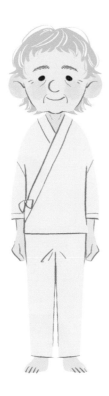

❶健康状態に関する情報を収集する

❷患者さんの状態を推定するうえで，特別に必要
な「手がかり」となるデータの集まり（キュー
〈Cue〉情報といいます）を見きわめて推論する

❸集めた情報は正確か・不足はないかを確認する

❹集めた情報を分類する

❺健康，または健康障害の原因を見きわめる

❼意味のある情報を報告し，記録する

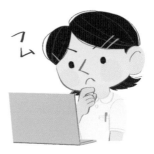

　続いては，③問題点の抽出と④看護計画です．

③問題点の抽出（看護診断）

　アセスメントで結論づけた仮説を，本当かどうか確認し，患者さんの看護上の問題をその要因とともに明確化します．患者さんが抱えている問題は，健康状態に関することばかりではありません．看護過程では，健康状態にかかわる問題を取りあげます．

　健康状態にかかわる問題でも，看護師が独自に判断して介入できることと，医師をはじめとするほかの医療職とともに取り組むことが必要な問題があります．

　また，それぞれに，実際に生じている問題と，今後生じることが予測される問題があるため，それらを区別します．患者さんにとって十分でないことばかりを抽出するのではなく，患者さんが使えそうな物的・人的資源や患者さんの強み，自分で健康を管理し，健康状態を維持・増進が可能な部分も明らかにします．

【 ③問題点の抽出 】

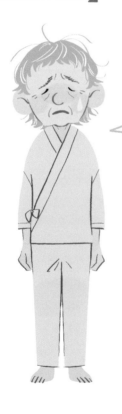

問題点の抽出って？

①②のアセスメントができたら，次は「問題点の抽出」です．

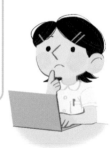

❶疑わしい問題のリストを作成する

❷類似した問題を除外する

❸実在する問題と可能性のある問題を記述し，原因と関連因子を明らかにする

ここで抽出した「問題点」ですが，これらをよりよい状態・状況にしたゴール（着地点）が「看護目標」といわれるものです．
この「看護目標」については，別にもう少し詳しく解説しますね．

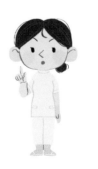

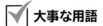 **大事な用語** ▶問題点の抽出，実在する問題，可能性のある問題，看護計画，
　　　　　　　期待される成果

④計画

　問題を解決する，あるいは目標に到達するために計画を立案します．

　緊急性が高い場合は，すぐに介入を始めます．介入によって期待される成果を設定し，どのように介入していくかを具体的に計画します．

【④計画】

③問題点の抽出ができれば，次は具体的に看護師として問題点に対して何をしていくかという「計画」を立てていきます．いわゆる「看護計画」です．

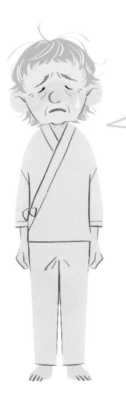

看護計画って？

❶何からすべきかの優先順位を設定する
❷期待される成果を明確にする
❸取り上げる看護問題を決定する
❹個別的な看護介入を決定する
❺計画が適切に記録されているか確認する

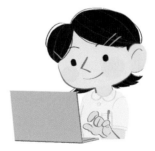

04 看護過程の構成要素　⑤実施，⑥評価

⑤実施

　計画した介入を実施します．患者さんの状態は日々変化していくため，その日ごとの優先順位を見きわめて，優先順位の高い問題から介入します．介入を行う前に，患者さんが計画した介入を受けることができる状態であるのかを判断し，そのうえで実施します．

　介入中・介入後には介入による反応を観察し，行った介入が十分でない場合は，計画を修正します．

【実施】

立案した計画を実行にうつします．これが「実施」です．

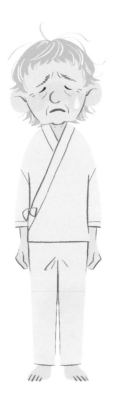

実施って？

❶申し送りを受ける
❷その日ごとの優先順位を設定する
❸介入を受ける状態であるかアセスメントする
❹介入を実施し，反応を再アセスメントする
❺必要に応じて計画を修正する
❻実施したケアを記録する
❼申し送りをする

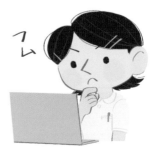

⑥評価

　期待される成果に照らして，患者さんの状態と介入効果を評価します．期待される成果に到達したかどうかと，達成に影響を及ぼした要因(阻害要因／促進要因)を明らかにします．成果が達成されていない場合は，計画を継続するか，追加・修正するのかを決めます．新たな問題が見つかった場合は，別に看護計画を立案するか，すでにある看護計画に追加を行います．

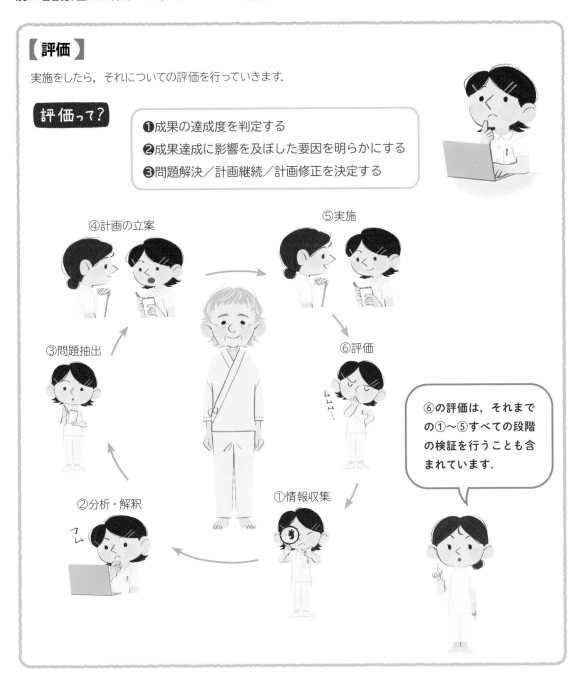

【評価】

実施をしたら，それについての評価を行っていきます．

評価って？

❶成果の達成度を判定する
❷成果達成に影響を及ぼした要因を明らかにする
❸問題解決／計画継続／計画修正を決定する

④計画の立案

⑤実施

③問題抽出

⑥評価

②分析・解釈

①情報収集

⑥の評価は，それまでの①～⑤すべての段階の検証を行うことも含まれています．

05 看護過程のゴールとは

看護目標

患者さんが何を希望し，何を目指すのかが目標です．患者さんが希望するからといっても実現の可能性がなければそれは目標にはなりません．現状をふまえて実現可能な目標を設定します．

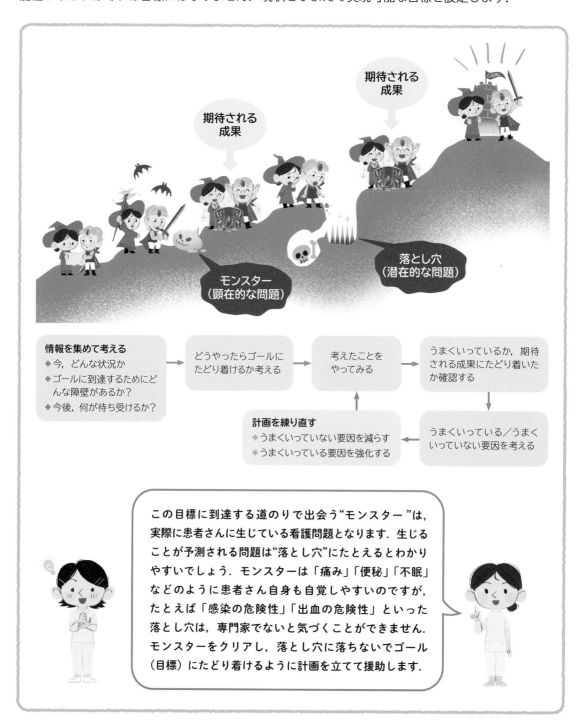

情報を集めて考える
◆ 今，どんな状況か
◆ ゴールに到達するためにどんな障壁があるか?
◆ 今後，何が待ち受けるか?

どうやったらゴールにたどり着けるか考える

考えたことをやってみる

うまくいっているか，期待される成果にたどり着いたか確認する

計画を練り直す
◆ うまくいっていない要因を減らす
◆ うまくいっている要因を強化する

うまくいっている／うまくいっていない要因を考える

この目標に到達する道のりで出会う"モンスター"は，実際に患者さんに生じている看護問題となります．生じることが予測される問題は"落とし穴"にたとえるとわかりやすいでしょう．モンスターは「痛み」「便秘」「不眠」などのように患者さん自身も自覚しやすいのですが，たとえば「感染の危険性」「出血の危険性」といった落とし穴は，専門家でないと気づくことができません．モンスターをクリアし，落とし穴に落ちないでゴール（目標）にたどり着けるように計画を立てて援助します．

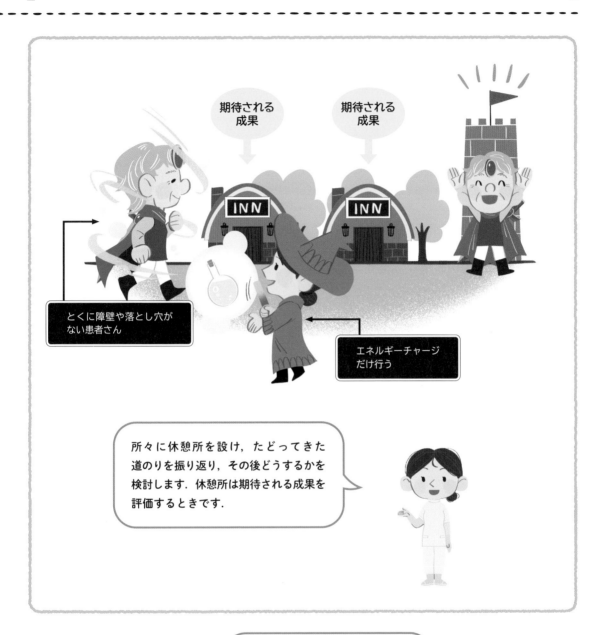

期待される成果

期待される成果

INN

INN

とくに障壁や落とし穴がない患者さん

エネルギーチャージだけ行う

所々に休憩所を設け，たどってきた道のりを振り返り，その後どうするかを検討します．休憩所は期待される成果を評価するときです．

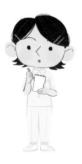

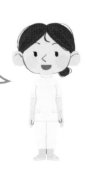

ここまで，看護過程の6つの構成要素について，流れを中心に見ていきました．
それではここからは，6つの要素1つずつについて，じっくり学んでいきましょう．

06 情報収集の目的

情報収集の目的は？

　看護過程で最初にすることは，①「情報収集」ですね．患者さんにかかわる情報をさまざまなものから収集し，②アセスメントしていきます．看護過程の「はじめの1歩」である情報収集でつまずいてしまうと，この後の看護過程がうまく展開できなくなってしまいます．

【 情報収集の目的➡患者さんの全体像をとらえる 】

看護過程は，「看護の対象である患者さんがもつ看護上の問題を明確にし，それを解決するためのプロセス」でした．

この看護上の問題を明確にするためには，今の「患者さんの状態」を示す情報を偏りなく集めた「全体像」が必要です．授業によっては，全体像という言葉のほかに，「統合」や「関連図」という表現が用いられていますので，どれか1つは聞いたことがあるでしょう．

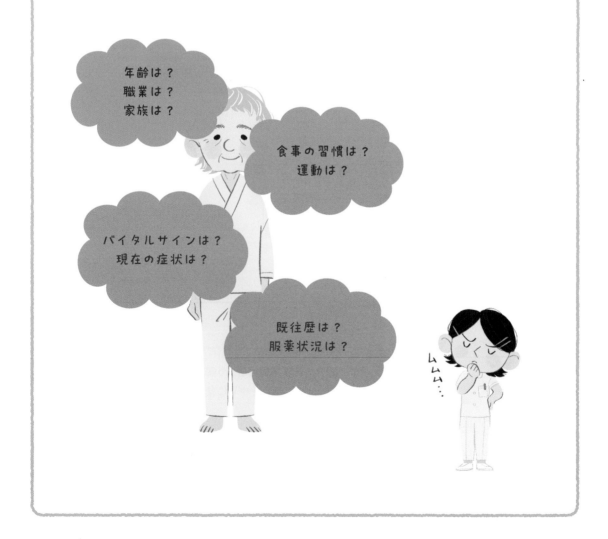

【 患者さんの病態と生活を含めた概観（患者さんの「今」の状態） 】

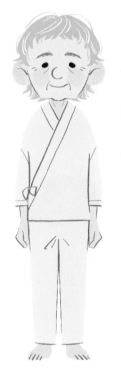

← **身体面**

← **心理面**

← **社会面**

身体面・心理面・
社会面から整理

関連図

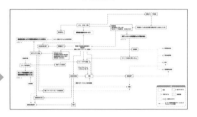

患者さんの情報と情報のつながりを
明確にして，イメージを図で表した
ものが関連図です.

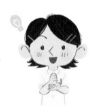

視覚的に図示されているので，
看護上の問題がわかりやすく
把握できますね！

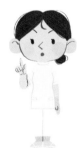

このプロセスによって皆さんが得た情報が，疾患や治療
だけに偏っていないか，もし患者さんがいくつか疾患を
もっているならば，1つの疾患や症状だけを断片的にとら
えていないか，患者さんを生活者としてとらえられてい
るかを見ていきます. 情報収集は受け持ち患者さんを客
観的に確認するためにも大切なものです.
情報収集の目的は，患者さんの看護上の問題を明確にす
るための前段階として，患者さんの全体像をとらえるこ
とにあります.

07 情報収集はどこからしていく？①

患者さん本人からの情報収集

　「患者さんの状態」を示す情報は，患者さん本人から発せられているため，情報収集においては，患者さんをみたり，患者さんから聴いたりして，患者さん本人から直接的に情報収集することが最も重要です．

　患者さんのような，情報を提供してくれる人，という意味をもつのが，「情報源」という言葉です．ここでは，情報源という視点で分類してみましょう．実習では，患者さんの全体像をとらえるためにさまざまな方法で情報を得ます．患者さん本人から直接的に情報収集することが最も重要です．

【 患者さん本人への情報収集の方法 】

受容的な態度で行いましょう

> 患者さんが「何に困っているのか，何に苦悩しているのか」という思いをもちながら寄り添い，患者さんのありのまま受け止められるよう，受容的な態度で患者さんの話に耳を傾けてみましょう．

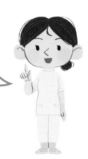

> 何に困っているのかな？
> 何に苦悩しているのか？

……

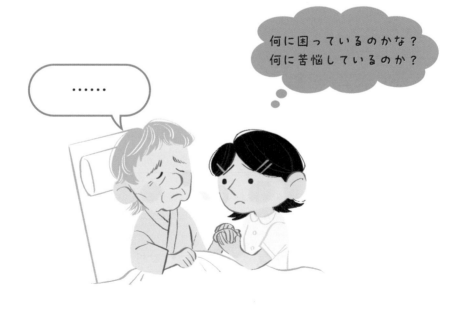

大事な用語 ▶ 情報源，受容的態度，タイミング

情報収集のタイミングに注意しましょう

情報収集のタイミングの例①：バイタルサイン測定時

> ○○さん，
> 少しお話をうかがって
> もよろしいですか？

> バイタルサインを測定する時間や援助する時間を活用
> するのが適しています．バイタルサインを測定する時
> 間は，患者さんも学生が病室に訪れることを理解して
> いるので，ある程度の時間は確保しています．その時
> 間を少し長く使わせてもらって情報収集すると，患者
> さんと学生双方の負担がないため，タイミングとして
> はベストでしょう．

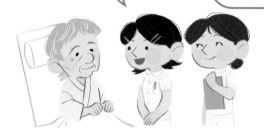
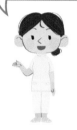

情報収集のタイミングの例②：足浴時

> 慣れないと必要物品や手順などの準備には時間がかかりますが，患者さ
> んが温かいお湯に足をつけている時間は，患者さんもリラックスしてい
> ます．この時間を利用して，患者さんの話に受容的に耳を傾けたり，さ
> りげなく意図をもって情報収集できたりするとよいでしょう．ただし，
> 足浴を実施する場合は，事前に必ず患者さんの意向を確認し，承諾され
> てから実施するようにしましょう．
> 足浴のほかに手浴や温罨法，マッサージや歩行練習，検査やリハビリテー
> ションに向かう時間を利用するのも効果的です．

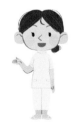

> 足湯みたいで気持ちが
> いいね．
> 前に行った温泉のことを
> 思い出すわ．

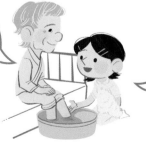

> よかったです．
> 温泉お好きなん
> ですか？
> ご家族と行かれ
> たんですか？

パートナーや家族，医療従事者からの情報収集

　学生のみなさんが実習で受け持つ患者さんの中には，意識障害や機能障害，認知症など何らかの理由により患者さん本人から情報が得られにくい場合があります．このような場合には，患者さんをよく知るパートナーや家族も情報源となります．

　さらに患者さんの主治医やチームでケアする看護師，理学療法士，栄養士，薬剤師，ケアマネジャーなどの医療従事者から得られる情報には，患者さんをさまざまな視点から多角的にとらえるために必要な情報が含まれています．したがって，医療従事者も患者さんの情報を提供してくれる重要な情報源としてあげられます．

【 **パートナーや家族，医療従事者からの情報収集の方法** 】

話しかけるタイミングに注意しましょう

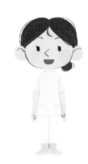

患者さんのパートナーや家族といった患者さんのキーパーソンとなりうる人から得られる情報には，患者さんに関する重要な情報が含まれていると考えられますね．
ただし，パートナーや家族にとっても患者さんとの時間はとても貴重な時間です．早く話を聞きたいという，気持ちをおさえて，最初は挨拶だけにしておきましょう．面会の帰り際などタイミングを見計らって，患者さんのパートナーや家族から話を聞いてみましょう．

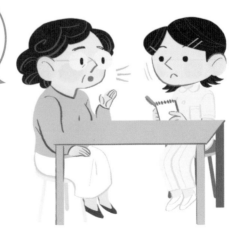

あの人
お酒が好きでね．
家でも毎日ビールを
2缶は飲むのよ……

実習指導者や教員の協力を得ましょう

医療従事者は，いつも忙しい印象がりますね．学生のみなさんは声を掛けるのにも勇気が必要かもしれません．でも「患者さんの夜間の様子を知りたいので看護師さんから話を聞きたい」と指導者さんや教員に伝えれば教えてもらえたり，場合によっては看護師への仲介をしてもらえるはずです．
たとえば，患者さんのリハビリテーションの見学をさせてもらい，2,3回見学して，顔見知りになった頃に直接お願いをしてみると，理学療法士から情報提供してもらえると思います．

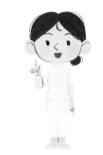

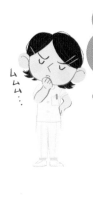

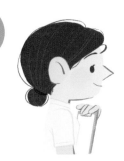

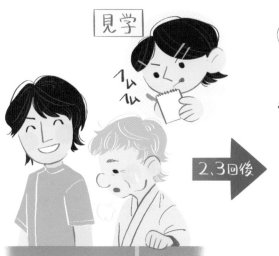

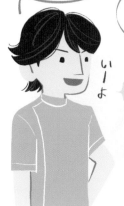

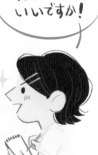

09 情報収集はどこからしていく？③

カルテ（診療録や看護記録など）からの情報収集

　情報源は「情報を手に入れる経路」という意味をもつため，診療録や看護記録などのカルテも情報源としてあげられます．

【 診療録や看護記録からの情報収集の方法 】

診療録からは，"医学的なデータ"に注目しましょう

診療録には入院の目的や治療・検査に関する医師の指示などの情報，看護記録には看護計画と実施状況や看護サマリーのような看護の視点でとらえた患者さんの情報が，現在から過去にさかのぼって記載されています．

診療録

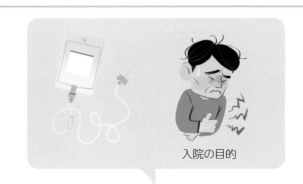

入院の目的

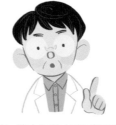

治療・検査に関する医師の指示

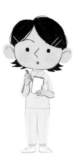

バイタルサインの測定結果や検査結果などの医学的なデータは，疾患の治療経過を把握するうえで診療録は重要です．

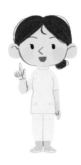

看護記録からの情報は，"自分で患者さんや家族に確認"が重要です

看護記録には，バイタルサインなどの数値のほかに，患者さんの言動や行動に関する記載がされていますが，その内容は，たくさんある患者さんの言動や行動から，看護師が抽出して記載した情報です.

つまり，記録を書いた看護師の解釈や判断が含まれていることを念頭に置いておきましょう. 大事なことは看護記録に記載されたその記録をうのみにせず，その記録を参考にしながら，みなさん自身の五感を使って，患者さんから直接その事実となる情報をつかみ取ることです.

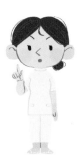

患者さんや家族へのインフォームドコンセント（informed consent：IC）の内容も同様です. カルテに記載されたICの内容を踏まえたうえで，その内容を患者さんや家族がどのように理解しているかを患者さんや家族から直接，その事実となる情報を確認することが大切です.

その他にも，医療機関や他科からの紹介状，介護・福祉サービスに関する情報も記載されているため，意図的に情報収集できるようになれば，カルテは貴重な情報源となります.

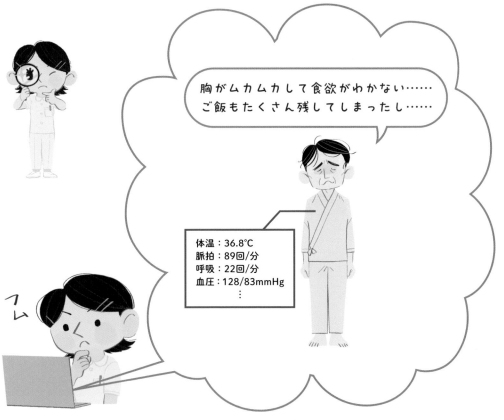

胸がムカムカして食欲がわかない……
ご飯もたくさん残してしまったし……

体温：36.8℃
脈拍：89回/分
呼吸：22回/分
血圧：128/83mmHg
…

10 情報収集のポイント

何を情報収集する？〜情報収集の視点を定めよう

　情報収集は，患者さんの看護上の問題を明確にするためのはじめの1歩です．情報収集で，「患者さんの状態」を示す必要な情報が得られていないと，患者さんの全体像を描けません．

　みなさんががんばって収集をしなければいけない情報は，「患者さんの状態」を示す情報です．そのためには，やみくもに情報を集めても混乱してしまうだけです．情報収集を行うには，「視点」をもつことが重要です．

【 患者さんの状態を示すものは…… 】

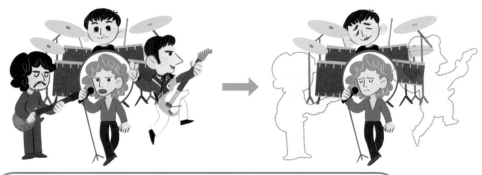

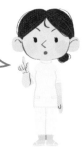

たとえばバンドだったら，ボーカル，ギター，ベース，ドラムなどがいて初めて成立します．
ギターやベースがいないバンドが成立しないのと同じで，たとえば「患者さんの状態」を示す情報が「疾患」ばかりだったら……．看護の方向性に偏りが生じて問題の解決に至りませんね！

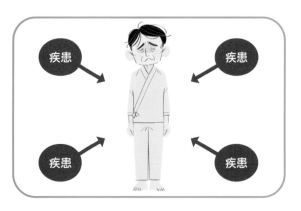

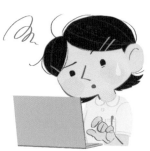

　今，患者さんがどんな状態にあるのかを知るために，過不足や偏りなく，バランスよく「患者さんの状態」を情報収集するための指標が，情報収集における枠組みの活用です．枠組みについては項目19，20で説明します．

【情報収集の視点の定め方】

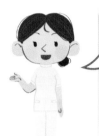

看護の方向性（目的）に合わせた情報収集ができるとより効果的です．事例を出して，ちょっと具体的に解説していきましょう．

【事例】
Aさん．80歳代，女性．1人暮らし（夫とは死別．長男・次男は独立）．外出先にて転倒し，救急車で運ばれ「右大腿骨頸部骨折」と診断．そのまま入院となり全身麻酔にて人工骨頭置換術を受けることとなった．
既往歴：糖尿病・高血圧にて内服薬治療中．

どう視点を定める……？

大腿骨頸部骨折の患者さんは，多くが高齢者であり，手術を行うこと，リハビリテーションを行うこと，最終的に社会復帰をしていくことなど，さまざまな関門を乗り越えていきます．

高齢者が手術を受けるということは，予備力が低下していることから，さまざまな合併症を引き起こす可能性を持っています．受傷をきっかけに，寝たきりになってしまったり，肺炎を引き起こしたり，認知症の発症のきっかけや悪化などが懸念されます．心身状態をできる限り低下させずに，リハビリテーションへとつなげられるようなケアが必要です．

このように，ケアの方向性は，受傷前の生活に限りなく戻していくことです．そのためには，受傷前の心身の健康状態がどのようであったか，術後，日常生活動作拡大をはかるために障害となることはないか，患者さんを支える家族はいるのか，本人や家族はどうしたいと考えているのかなど，患者さんだけではなく，患者さんをとりまく環境の情報も重要です．

以上のことをふまえて，具体的には，次の①〜③の視点で情報収集を行っていきます．

情報収集の視点

視点①高齢者であることにより，入院治療に影響を及ぼすリスクはないか

視点②手術・全身麻酔に伴う術後合併症発生のリスクはないか

視点③リハビリテーション→退院において，障害となることはないか

この視点①〜③を使って p.050 〜 051（項目 24）で情報の整理について解説しますね！

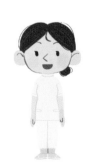

11 情報収集をはじめる前に①

　これまでに，3つの情報収集の方法を示しました．1つ目は患者さん本人から直接的に情報収集する方法，2つ目は患者さんのパートナーや家族，他の医療従事者からの情報収集する方法，3つ目は診療録や看護記録といったカルテから間接的に患者さんの状態を情報収集する方法，でしたね．

　まず，患者さん本人から情報収集する方法について，実習の場面を想定して，具体的に考えてみましょう．

　看護過程を展開するなかで，看護上の問題を明確にするその前段階として，患者さんの全体像をとらえることが情報収集の目的といいました．看護過程は，このような問題解決過程の側面をもっていますが，その一方で人間関係過程ともいわれています．看護の理論家のペプロウは，看護を“人間関係のプロセス”だと考え，「患者への1度だけの援助は看護ではなく，継続して行われてこそ看護であり，看護という形をなすものだ」といっています．

　このように考えると，援助を継続して行わせてもらえるように患者さんと良好な関係を築くことが求められますね！

　良好な関係を築くはじめの一歩としては，身だしなみや態度，あいさつなどができているかどうかが重要です．少し看護過程の本筋とは離れてしまいますが，大事なことですので解説していきますね．

【情報収集をする前に要チェック！】

①身だしなみ

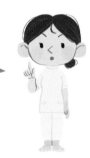

> 身だしなみ次第で，患者さんがいだく印象はかなり変わります．チェックポイントは，シワや汚れのない清潔感のあるユニフォーム，汚れのない靴下とシューズの着用です．
> 実習中は，マスクで顔のほとんどが見えないこともあるので，患者さんに少しでも顔が見えるように額を出すように髪をまとめ，落ち着いて清楚な印象のあるスタイルを心掛けましょう．メイクは，ナチュラルで健康的に見えるよう意識します．髪を染めている人は，必ず学校や実習病院の規定にしたがいましょう．

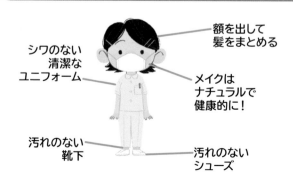

シワのない
清潔な
ユニフォーム

額を出して
髪をまとめる

メイクは
ナチュラルで
健康的に！

汚れのない
靴下

汚れのない
シューズ

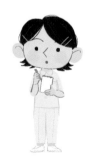

②態度

とくに病棟内では，どこで患者さんや家族がみなさんを見ているかわかりません.
だらしない立ち姿でオリエンテーションを聞いていたり，足を組んだり，足を開いてカルテから情報収集している姿を患者さんや家族が見ると，その後の関係性にも影響します．だらしがない態度の学生に自分のことや患者さんのことを本人やパートナー・家族が快く話すでしょうか？話しませんよね.
病棟内ではマスクの下でも口角を上げて笑顔で，ハキハキとした受け答えを心掛けましょう.

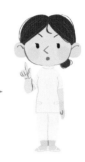

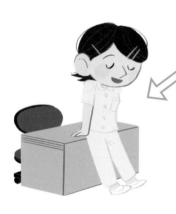

NG！
だらしなくデスクに
寄りかかる

NG！
頬杖をついて
足を組む

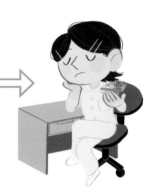

マスクの下も笑顔を
心掛けましょう.

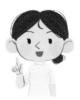

12 情報収集をはじめる前に②

初対面のあいさつと自己紹介から情報収集が始まります．みなさんもかなり緊張する場面かと思いますが，それは患者さんも同じです．笑顔で患者さんにあいさつと自己紹介しましょう．

【 あいさつと自己紹介 】

あいさつのタイミングは？

とくに実習の初日は，1人でベッドサイドに行くには抵抗があるあるでしょう．患者さんに挨拶と自己紹介をして，同意書へのサインをしてもらう，このタイミングを活用しましょう．
この場面には，指導者さんや教員が同席しているはずです．このタイミングを活用し，同意書への患者さんのサインが終わったころに，「このあと，少しお話を伺いたいのですが体調はいかがでしょうか．お時間をいただいても大丈夫ですか？」と聞いてみましょう．

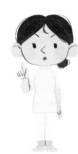

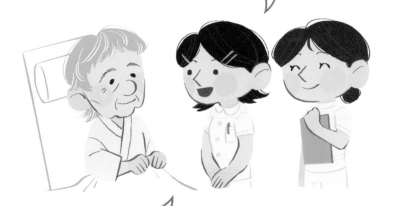

おはようございます！
看護学生の○○です

体調はいかがでしょうか？
この後，お時間いただいても
よろしいでしょうか？

患者さんの部屋が個室であればその場に残り，他の患者さんとの相部屋で，患者さんの日常生活動作(ADL)が自立していているならロビーに移動して，「これまでの経過をお聞かせください」と促せば，患者さんからこれまでのことをお話ししてくださるはずです．

【 **患者さんが話せるシチュエーション** 】

話をしてもらえる環境作り

患者さんと話をするときは，患者さんの体調を気遣うことも大事です．学生さんのために息苦しくても無理をしてお話してくださる方もいます．最初は10分くらいで体調を確認し，調子がよさそうであった場合でも30分以内に留めておくのが無難です．患者さんに検査や治療などの予定があり，断られたとしても，その場面には指導者さんや教員がいるので，「何時ごろなら大丈夫ですか」とアシストしてもらえると思います．

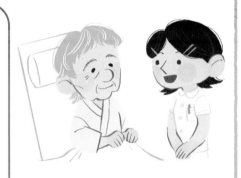

【 **患者さんの話とカルテの情報をつなげてみよう** 】

患者さんからの話を聴けると，病気の経過がわかるだけでなく，患者さんがその病気や治療をどのように受け止めているかもわかります．
患者さん本人から話を聴いたその後で，カルテを見ると，患者さんが話していた内容とカルテにある情報がつながり，患者さんの状態を理解しやすくなります．

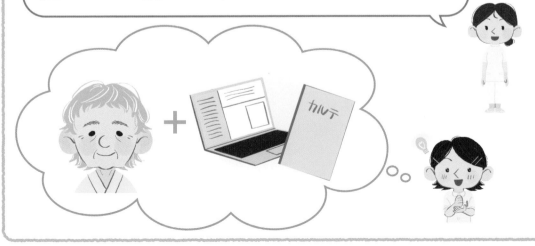

13 情報収集をはじめる前に③

コミュニケーションの重要性

　実習初日から2日目にかけての行動調整で，患者さんとの信頼関係を築くためにコミュニケーションの行動計画を立てている学生さんをよく見かけます．

　「コミュニケーション」の行動計画を立てるときには，患者さんの入院生活を邪魔しない，患者さんのスケジュールに沿った時間帯に設定する，コミュニケーションの前後に必ず体調の確認をすることを心がけてください．このような配慮が不足すると，患者さんからの信頼を失うことになりかねません．また，「コミュニケーション」と行動計画を立てただけでは，患者さんとの話が続かなかったり，雑談だけに終わってしまいます．これでは情報は引き出せません．

【オープン・クエスチョンを活用】

実習の初日であれば，
❶病気と治療のこれまでの経過，
❷一番つらいことや困っていること，
❸病気や治療の受容状況（どのように受け止めているか），
このうちすべてでなくとも❶と❷について情報収集できるとよいと思います．❷の今一番つらいことが痛みや息苦しさなどの身体的ものであれば毎朝その程度を確認していけばよいと思いますが，❸の受容状況は，病気の進行や治療の効果や変更によって変化していくので，タイミングを見計らって確認していきましょう．

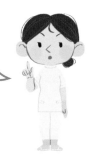

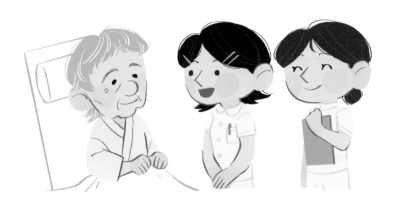

大事な用語 ▶ コミュニケーション，オープン・クエスチョン，沈黙

【 沈黙もコミュニケーション 】

病気や治療による生活の変化など情報の収集は，患者さんにとっては
答えにくい内容が含まれていることが少なくありません．患者さんは，
学生のために何か答えてあげたいとか，どう話をもっていけば学生に
伝わるのかを考えていることもあります．

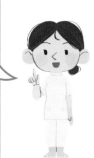

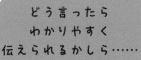

どう言ったら
わかりやすく
伝えられるかしら……

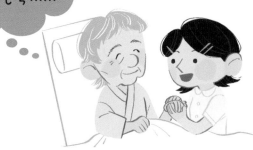

話が途切れたと思っても，焦って話し出さず，心のなかでゆっくり10
まで数をかぞえましょう．かぞえ終わったら，さらに10数えてみて，
患者さんが話し出せばその話を聴きましょう．
沈黙もコミュニケーションの1つです．沈黙をおそれずに待つことも
大切なことです．

……

焦らず
30秒待って
みよう

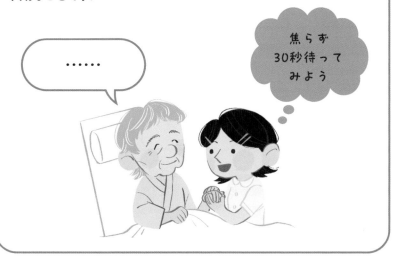

ベッドサイドでの情報収集技術

　患者さんとかかわる場面はベッドサイドが多いでしょう．その利点を活かし，視覚，聴覚，触覚，嗅覚の感覚を使って，情報収集の技術の1つともいえる「観察」をしましょう．

【ベッドサイドでの情報収集のポイント】

患者さんの表情や態度，ベッド周囲を注意深く観察することで，患者さんの感情の変化や関心や心配ごと，日常生活の変化に気づくことができます．看護師は，このような気づきを常に行っています．みなさんも今から意識してみましょう．

入院している患者さんにとって，ベッドサイドは自宅と同じプライベートの空間です．環境整備の時間は，整理整頓の状況を観察し，環境を整えるだけでなく，お宅訪問の時間ととらえて，患者さんの生活状況をとらえるための情報がないか，観察してみましょう．

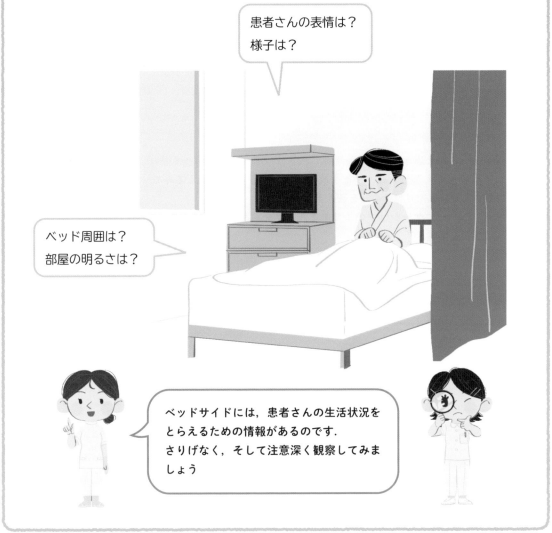

患者さんの表情は？
様子は？

ベッド周囲は？
部屋の明るさは？

ベッドサイドには，患者さんの生活状況をとらえるための情報があるのです．
さりげなく，そして注意深く観察してみましょう

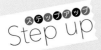

環境整備って？

療養生活の場は，病院ばかりでなく在宅の場合でも，安全で清潔な心地よい環境でなくてはいけません．患者さんにとって生活の場はベッドとその周辺の狭い範囲に限られることが多く，1日の大半を病床で過ごしているため，療養環境を快適に保つことは，看護師にとって大切な役割です．

十分に整備された環境は感染や褥瘡を予防し，さらには転倒・転落などの事故から患者さんを守り，精神的な安らぎを与え，健康回復を促進する効果をもたらします．

気温，湿度，音，空間，設備などの物理的環境要因と，その人の着衣や習慣，健康状態などの要因が複合的にはたらいて快・不快の反応が生じます．

[快適な療養環境の条件]

　　患者の生理的な欲求が満たされる

　　（室内気候，採光，音や振動，臭気，清潔，病棟の構造などが適切）．

　　患者の心理的・社会的な欲求が満たされる

　　（内装の材料や色彩が適切，1人当たりの空間が十分で，プライバシーが確保される）．

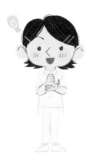

15 情報収集の実際①

ケアの見学・実施と情報収集

　実習1日目にバイタルサインの測定を行い，2日目以降には，看護師によるケアの見学とみなさん自身による患者さんへのケアが実施されます．バイタルサインの測定と患者さんの状態に合わせた問診とフィジカルイグザミネーションを行いながら，今日の「患者さんの状態」を情報収集していきましょう．患者さんから直接聴いた話のほかに，このときの患者さんの様子，声色，表情なども情報として得ておきましょう．

【 ケアの見学をするときのポイント 】

ケアの見学をするときには，一部介助が必要なのか，全面的に介助が必要なのか，看護師がどのようにケアをしているのか，次のタイミングではみなさんが主となってケアできるように方法や手順もしっかりと情報収集しておきましょう．

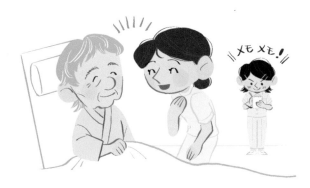

このようにケアの場を共有することによって，患者さんが心を開くと，生活者としての患者さんの全体像をとらえやすくなっていきます．

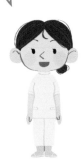

◆ 患者さん本人からの直接的な情報収集

- 病状や治療による副作用の観察
- フィジカルアセスメント（病状や治療による副作用の問診とフィジカルイグザミネーション）
- 生活に関する情報，疾患や治療の受止め
- 疾患や治療による身体面・心理面・社会面の変化と生活の変化について話を聴く

大事な用語 ▶患者さんの状態, バイタルサイン, フィジカルイグザミネーション, 問診

【 ケアの実践をするときのポイント 】

ケアを実践するときには，そのケアに関連した情報を得やすくなります．
たとえば，塩分制限に関する食事指導の場面では，患者さんの知識や理
解度を新たな情報として得ることができます．
もしかしたら，塩分制限のつらさや大変さ，塩分制限により患者さんの
生活が変化したこと，食事療法の受け止めなどの情報を得る機会になる
かもしれません．

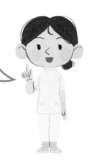

ついつい味が濃いもの
食べちゃうんだよね…
ラーメンとか……
ダメってわかってるんだけど

そうなんですね
ラーメンおいしいですもんね

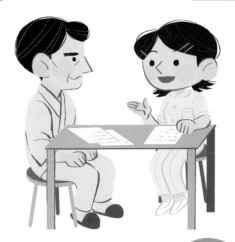

塩分をたくさん摂ることが
ダメってわかってるけど，
制限にストレスを感じて
いそうだな……

16 情報収集の実際②

カルテからの情報収集～疾患・治療について

　カルテからは，間接的に患者さんの状態を情報収集します．

　実習初日には，「今」「入院時」「治療前後」の患者さんの状態を意識して，カルテから情報収集しましょう．今，みなさんの目の前にいる患者さんの全体像を把握するのですから，今の患者さんの状態を情報収集することは重要です．

　「今」と「入院時」，「今」と「治療前後」の患者さんの状態を比較することによって，これから患者さんが回復し退院へと向かっているのか，治療による副作用の出現や治療内容の変更により入院が長期化しそうなのか，終末期を迎えるのかといった，患者さんの今後を予測することができるようになります．

【主訴】

入院時の主訴は重要ですが，「今の患者さんが最も訴えている情報」を収集しましょう．ここで得た情報は，看護上の問題へとつながることが多いため重要です．

【診断名と現病歴】

今回の入院で診断された病気について，以下の5点に焦点を当てて情報収集しましょう．

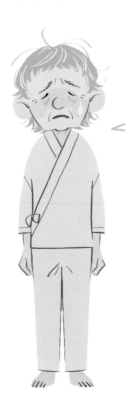

❶入院時の状態がどうであったか

❷治療（入院）の目的は何でいつからどのような治療をしたか

❸今の病気の状態は治療により病状が改善したのか，改善していないのか，もしくは悪化しているのか

❹これまでの病気の経過

❺治療により，軽快するのか，副作用が出現するのかなど今後の見通しの予測

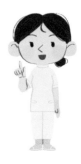

実習初日にここにあげた❶～❺について情報収集ができていると，患者さんの全体像がとらえやすくなります．

【治療の副作用や合併症の情報を収集しよう！】

まず，患者さんにどのような治療が行われているのか情報収集をしましょう．治療には，手術療法，薬物療法，化学療法，放射線療法がありますが，治療する期間と間隔，治療に使用する薬，放射線の場合は照射量など具体的な情報を収集しておく必要があります．

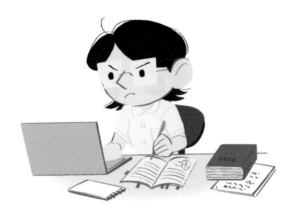

抗がん薬，免疫抑制剤，生物学的製剤などを使用している場合は，薬の作用だけでなく副作用も必ず確認しておきましょう．
とくに副腎皮質ステロイド薬は，作用・副作用のほかに，用法と用量をチェックしておきましょう．副腎皮質ステロイド薬の量が週単位で減量されていると，患者さんの状態が回復傾向にあると考えられますので，検査データの推移をあわせて確認しておきましょう．

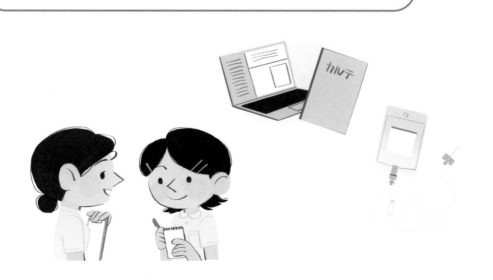

17 情報収集の実際③

カルテからの情報収集～検査データ，既往歴，自立度

　疾患によって指標となる検査データは異なります．どの検査データを指標とすればよいかをテキストなどで確認し，治療の効果や病状の進行を判断するための検査データを基準値と比較しながら情報収集してみましょう．

　既往歴となる疾患がたくさんある場合は，診断名と関連している既往歴だけでも情報収集しておくと，全体像で役に立ちます．どの既往歴をメモすればよいか迷ったときは，教員に相談してみましょう．

　日常生活動作が自立しているのか，一部介助が必要なのか，全面的に介助が必要なのか，どのような介助がなされているのかについて，入院時から今までの自立度を情報収集しておきましょう．

【検査データの情報を収集しよう！】

病気による体調の悪さや食欲不振により食事摂取が不十分な場合が多いため，栄養状態を判断するTP（総蛋白）とAlb，治療による影響を受けやすい腎機能を判断するCr（クレアチニン），eGFR（推算糸球体濾過量），BUN（尿素窒素），肝機能を判断するAST（GOT），ALT（GPT），そのほか，WBC（白血球），RBC（赤血球），Hb（ヘモグロビン），Plt（血小板）は，どの実習でも最初にチェックしておくと役に立ちます．検査データを記載するときには，いつのデータなのかわかるように日付を書くことと，データの単位を正確に記載することを忘れないようにしましょう．

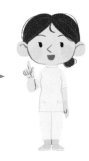

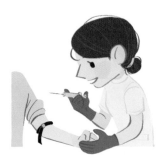

【 既往歴の情報を収集しよう！ 】

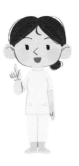

既往歴とは，患者さんが「これまでにかかったことのある病気のこと」をいいます．

既往歴は，大きな病気にかかったことだけでなく，薬剤の副作用の有無，アレルギーの有無，交通事故の有無，出産の経験，過去にした手術なども含まれます．

既往歴を把握することは，現在かかっている病気の診断や治療の判断などの大切な情報となります．

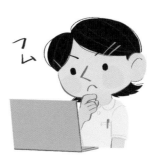

【 日常生活動作の自立度の情報を収集しよう！ 】

日常生活動作とは，ADL（activities daily living）ともいい，読んで字のごとく，日常生活を送るうえで必要な動作で，具体的には，起居動作（寝返り，起き上がり，立ち上がり，座るなど），移乗動作，更衣，食事，排泄，トイレ動作，整容，入浴，移動，階段昇降などのことをいいます．

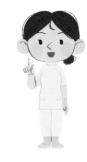

18 情報収集の実際④

カルテからの情報収集～インフォームド・コンセントの内容

　「入院時」「治療前後」「治療の変更時」には医師から患者さんと家族にインフォームド・コンセントがされていることが多いです．インフォームド・コンセントの内容を確認し，医師がどのような説明をしたのか，そのときの患者さんと家族の受け止め方がどのようであったかをとらえましょう．インフォームド・コンセントがあった日時の看護記録も忘れずに確認してみましょう．

【インフォームド・コンセントの内容を確認しよう！】

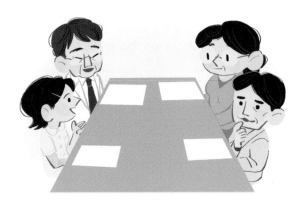

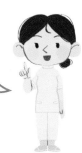

> インフォームド・コンセント情報を
> もとに，「今」患者さんがどのように
> 認識しているのか，患者さんから直
> 接情報収集するとよいでしょう．

Step up（ステップアップ）　インフォームド・コンセント

　インフォームド・コンセントは，「説明と同意」とも訳され，患者さんの「知る権利」と「自己決定権」を尊重し，十分な説明を行ったうえで，治療を進めていく同意を取ることをいいます．
　インフォームド・コンセントは，1964年の【ヘルシンキ宣言*】で採択され，わが国では1990年の日本医師会【生命倫理懇談会】によって明確化されています．
　医師は患者さん対し，受ける治療内容や効果，危険性，予後，治療にかかる費用などについて説明します．
＊ヘルシンキ宣言：インフォームド・コンセントのほか，臨床研究等で医師が守るべき倫理規定が提唱され，1964年，第18回世界医師会総会で採択されました．

カルテからの情報収集～患者さんのプロフィール

「どのような生活をしてきた人なのか」という生活者としての視点をもちながら，患者さんが生まれてから現在に至る姿や，患者さん個人を特徴づけるプロフィールをイメージして情報収集してみましょう．

【 患者さんのライフスタイル，嗜好品を知りましょう！ 】

患者さんの1日の過ごし方や習慣のなかには，看護上の問題の原因や誘因となる情報が含まれていることがよくあります．

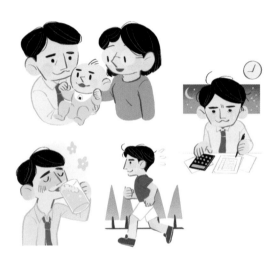

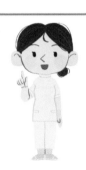

ライフスタイルや嗜好品などに着目して情報収集しておくと，看護計画を立案するときにも役立ちます．

家庭内や社会的な役割を，「患者さんの強み」として情報収集しておくと，ケアに繋げることができます．
このとき，名前はすべてA氏とし，実年齢は記載せず20歳の人は20歳代前半と年代に変換して情報収集しましょう．
とくに小児期や成人期は年齢によって発達課題も異なるため，理論家の発達課題を踏まえて情報収集することを心掛けておくとよいでしょう．

カルテからの間接的な情報収集
- 疾患および治療に関する医学的データ
- 疾患の治療経過など身体面の情報
- 生活に関する情報
- 疾患や治療による身体面・心理面・社会面の変化と生活の変化

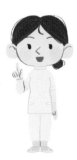

19 収集した情報の整理①

看護理論と看護診断を導く枠組み

　さて，収集した情報はカテゴリーごとに整理していくことが必要です．

　情報収集のその先に解釈・判断があることを考えると，意図的に情報を収集し，整理していくことが効果的であるといえます．p.●で，バンドにたとえたように，まずは「どんなジャンルの音楽を演奏したいか」を考えてから必要な楽器や機材，メンバーをそろえることをイメージしてみましょう．

　看護過程の展開における情報収集を整理していく枠組みは，①看護理論を用いた方法，②全体像を把握するための書式を用いた方法，の2つに大別されます．

【 主な看護理論 】

※それぞれの看護理論の詳細については，それぞれ成書をご覧ください。

理論家	概要
フローレンス・ナイチンゲール	**看護覚え書** 環境を整え，自然治癒力を発揮させる
ヴァージニア・ヘンダーソン	**看護の基本となるもの** 看護を構成する 14 の基本的欲求
アーネスティン・ウィーデンバック	**臨床看護の本質 - 患者援助の技術**
ヒルデガード・E・ペプロウ	**人間関係の看護論** 関係発展の 4 つの段階 第 1 段階：方向付け 第 2 段階：同一化 第 3 段階：開拓利用 第 4 段階：問題解決
マーサ・ロジャース	**看護科学における理論的基礎の序説**
アイモジン・キング	**目的達成理論**

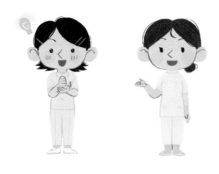

ドロセア・E・オレム	**セルフケア理論** ①普遍的セルフケア要件 ②発達上セルフケア要件 ③健康逸脱によるセルフケア要件
ジョイス・トラベルビー	**人間対人間の看護** 人間対人間の関係確立に至る4つの位相 ①最初の出会いの位相 ②同一性の出現の位相 ③共感の位相 ④同感の位相
シスター・カリスタ・ロイ	**ロイ看護論：適応モデル序説** **4つの適応様式** ①生理的 - 物理的様式 ②自己概念 - 集団アイデンティティティ様式 ③役割機能様式 ④相互依存様式
マーガレット・ニューマン	**看護における理論の開発**
ジーン・ワトソン	**看護：ケアリングの哲学と科学−看護理論**

理論によって，情報収集の切り口（集めた情報の分類）が異なり，何を判断するかも異なります．
ちなみに，看護理論を用いる場合は，援助も理論に基づいて実施することになります

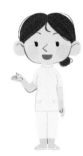

20 収集した情報の整理②

全体像を把握するための枠組み

全体像を把握するための書式には，教育機関や病院等の施設で独自に開発されたものや，国内で導入が進められている電子カルテに対応したものがあります．電子カルテに対応したものとして，代表的な枠組みには，ゴードンの機能的健康パターンがあります．ここではゴードンの機能的健康パターンを用いて解説しましょう．

【ゴードンの機能的健康パターン】

ゴードンによって11のパターンでどのような情報を収集するのか示されています．実際に使用されているデータベースアセスメント用紙は，教育機関や施設によって多少異なっています．

健康知覚 － 健康管理	・自分の健康状態をどのように知覚しているか（適正か） ・健康状態を維持するためにどのような方法を用いているか（適正か） ・健康状態の知覚が患者の保健行動にどう影響しているか ・ノンコンプライアンスでないか，またそのリスクはないか
栄養 － 代謝	・食物・水分が経口的に自然な形で摂取できるか ・代謝のニードに見合った飲食物の消費をしているか（水分の過不足・栄養分の過不足はないか） ・電解質バランスの不均衡はないか ・本人または他者が気づいている問題はあるか ・問題解決のためにどのような方法をとったか（適正か）
排泄	・腸・膀胱・皮膚からの排泄パターン（規則性・調節・量）はどうなっているか（不規則でないか・失禁はないか） ・本人または他者が気づいている問題はあるか ・問題解決のためにどのような方法をとったか（危険性はないか）
活動 － 運動	・日常生活活動，運動，余暇活動のパターンはどうなっているか（セルフケア，運動・余暇活動の過不足はないか） ・運動機能，呼吸機能，循環器系の機能は正常か ・本人または他者が気づいている問題はあるか ・問題解決のためにどのような方法をとったか（危険性はないか）
睡眠 － 休息	・睡眠パターンはどのようになっているか（入眠障害，睡眠妨害，早朝覚醒，昼夜逆転などの問題はないか） ・睡眠・休息に対する満足感はどうか ・本人または他者が気づいている問題はあるか ・問題解決のためにどのような方法をとったか（危険性はないか）

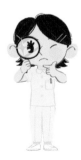

認知 − 知覚	・知覚・認知に問題はないか ・本人または他者が気づいている問題はあるか ・有効な代償をとっているか
自己知覚 　− 自己概念	・自分に対してどのような知覚をしているか ・自己概念・自尊感情の脅威はないか ・本人または他者が気づいている問題はあるか ・問題解決のためにどのような方法をとったか（危険性はないか）
役割 − 関係	・現在の主たる役割と責任をどのように知覚しているか（不満足感はないか） ・関係パターンをどのように知覚しているか（不満足感はないか） ・本人または他者が気づいている問題はあるか ・問題解決のためにどのような方法をとったか（効果的か）
製／生殖	・セクシュアリティ・性的関係に関する不満足感はないか ・本人または他者が気づいている問題はあるか ・問題解決のためにどのような方法をとったか（効果的か）
コーピング 　−ストレス耐性	・出来事をどのように知覚しているか（脅威に感じていないか） ・出来事をどの程度コントロールできると感じているか ・これまでのコーピングパターン（効果的に活用できるか） ・どのような対処行動をとっているか，その結果としてストレス反応はどうか
価値 − 信念	・どのような価値観をもっているか（葛藤が生じる可能性はないか） ・価値・信念とヘルスケアシステムの間に対立はないか

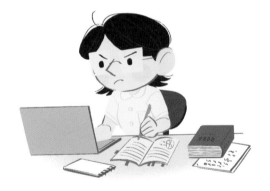

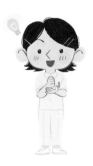

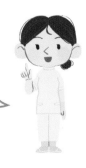

これらの項目の記載欄を埋めることが情報収集ではありません．いつ，何についてのアセスメントを行うのかに応じて，意図的に情報を収集し，整理することで解釈・判断につなげていくことが大切です！

21 情報の種類と収集の方法〜SデータとOデータ

　収集した情報は，「主観的情報」と「客観的情報」の2種類に分けられます．看護過程を展開していくにあたって収集していく情報は，このどちらなのかをしっかり区別していかないと収拾がつかなくなってしまいます．

主観的情報（Subjective Data：Sデータ，S情報）

　主観的情報（Sデータ）は，患者さんおよび家族の感覚・知覚，思い，考えたことなど，患者さん本人にしかわからないことです．話す，書く，問いかけにうなずく，首を振る，眼を動かすといった反応から得られる情報です．

　感覚・知覚には，痛み，かゆみ，息苦しさなどの自覚症状が含まれます．言語障害や認知機能の低下によって，自発語がなくても，意思表示ができればこうしたSデータが収集できます．

【主観的情報：Sデータ】

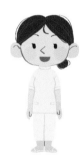

　Sデータは，患者さん・家族への問診（インタビュー）によって収集していきます．健康管理や治療の自己管理が十分にできていないなど自分に非があると思うような場合や，理解してもらえないと思い込んでいる場合など，はじめて会ったその日から本心を話してくる患者さんは多くありません．患者さんの本心を聴くには，まずは人間関係の構築が不可欠です．

たとえば……

・手術の傷がすごく痛いの
・昨日はあまり眠れなかったわ
・トイレに行くのも辛いからあまり水は飲まないようにしてるの
・食事もあまり食べたくないわ

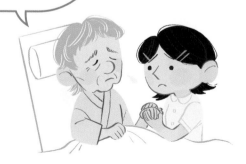

客観的情報（Objective Data：Oデータ，O情報）

　客観的情報（Oデータ）は，看護師が自身で観察できる情報のことで，患者さん・家族の表情，しぐさ，動作，フィジカルイグザミネーション（視診，触診，打診，聴診），バイタルサインの測定，身体計測によって得られるデータ，検査データの情報です．

【 **客観的情報（Oデータ）** 】

Oデータは，バイタルサインの測定やフィジカルイグザミネーションにより他覚症状を把握することができます．情報が多いほど適切な解釈・判断が可能となるので，なるべく多くの情報を収集する必要があります．

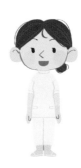

たとえば……

・疼痛があり活動意欲が低下している
・食事量は6割程度
・睡眠時間は4時間ほど
・糖尿病があり，スルホニル尿素薬が
　処方されている
・定期的な運動習慣はない

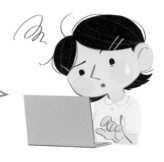

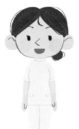

このときにSデータとOデータをペアで収集するようにします．たとえば，「おなかが張る」というSデータだけでは何も判断できないため，腹部のフィジカルイグザミネーションや，バイタルサインの測定で得たOデータと一緒に解釈・判断していくことが必要です．

22 情報の種類と収集のポイント①

ここからは，より具体的に情報収集の方法を見ていきましょう．

治療効果を評価できるOデータに注目

　Oデータである検査データですが，この数値を丸写しでは意味がありません．患者さんの病気の緩解（全治とまでは言えないが、病状が治まっておだやかであること）・増悪（症状が悪化すること）と治療効果を評価できるOデータに注目します．

たとえば，糖尿病なら血糖値やHbA1c，関節リウマチならCRP，リウマトイド因子，胃がんなら腫瘍マーカーのCEA，慢性肝炎や肝硬変ならAST（GOT），ALT（GPT），のように，患者さんの病気の緩解・増悪と治療効果を評価できる検査データを事前学習でテキストなどから抜き出しておきましょう．メモ帳に図のような表を糊付けするなど，効率よく情報収集できるように事前準備をしておくことがポイントです．

検査項目／日付	／	／	／	／	／
血糖値・朝					
血糖値・昼					
血糖値・夕					
HbA1c					
尿糖					
尿蛋白					
尿中アルブミン					
TP					
Alb					
Cr					
eGFR					
BUN					
AST					
ALT					
WBC					
RBC					
Hb					
Plt					
・					
・					
・					

検査データは日付と単位を忘れないように記載しておきましょう．

検査室によっては基準値が異なる場合もあるので，実習施設の検査結果に記載されている基準値もメモしておくとよいでしょう．

呼吸器疾患や循環器疾患の場合は胸部X線の画像を見ると病気の緩解と増悪を視覚的にとらえることができます．

「現在」「入院時」「治療開始前後」のOデータとSデータに注目

　現在の患者さんの状態から看護上の問題を明確化していくためには，今の患者さんの状態と入院時，治療開始前後の状態を比較する必要があります．この比較によって，患者さんの病気が回復もしくは緩解しているのか，治療をしても状態が改善されていないのか，むしろ悪化しているのかという，これまでの治療の経過が判断できます．

　今現在，入院時，治療開始前後のOデータとSデータに注目して情報収集するということは，これまでの治療の経過を判断する材料を集めることと理解してください．この判断により，今後どのようなことが予測されるのか（病気の見通し）を理解することができ，患者さんの一歩先を予測しながらの援助につながります．

薬の作用だけでなく副作用の有無と程度も必ず確認しておきましょう．薬剤の使用量の減量や中止は患者さんの状態が回復傾向と判断できますが，薬剤の増量や他の薬剤への変更は効果がなかったという解釈に至ります．治療の推移と検査データであるOデータ，患者さんの反応であるSデータの推移に注目して，以下のような表にするとわかりやすいです．

化学療法や放射線療法を受けている患者さんの経過を判断する際は，治療開始後何日目かがとても大事です．

		3/1	3/2	3/3	3/4	3/5	3/6
		Day1	Day2	Day3	Day4	Day5	Day6
	リツキシマブ　375mg/m²	○					
	プレドニゾロン　100mg/body	○	○	○	○	○	○
	ドキソルビシン　50 mg/m²	○					
	オンコビン　1.4 mg/m²	○					
	グラニセトロン　750 mg/m²						
症状	食欲不振						
	吐き気						
	嘔吐						
	下痢						
	便秘						
	口内炎						
	倦怠感						
	しびれ						
	色素沈着						
	皮膚の乾燥						
	爪の変化						
検査データ	WBC						
	RBC						
	Hb						
	TP						
	Alb						
	Cr						
	eGFR						
	・						
	・						

OデータとSデータは必ずしも一致しているとは限りません．Oデータに記載されている症状やその状態を患者さんがどのように感じているのかをオープンクエスチョンでSデータとして同時に収集しましょう．

カルテから情報収集する際には，検査データだけでなく，症状としてあらわれている例えば浮腫や腹水などのOデータにも注目しましょう．

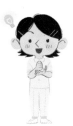

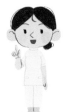

23 情報の種類と収集のポイント②

患者さんの主訴や訴え，援助には看護上の問題が潜むと予測する

　患者さんの主訴や訴えだけでなく，援助の内容についても看護上の問題が潜んでいるため，患者さんの全体像をとらえ，看護問題とのズレが生じないように情報収集していく必要があります．

【 主訴や訴えに関する情報収集のポイント 】

患者さんの主訴や訴えは重要です．「痛い」「つらい」「苦しい」という患者さんの主訴は，その患者さんの状態を示すキーワードです．キーワードとなる主訴や訴えには，看護上の問題のなかでも優先順位の高い問題が潜んでいます．
おなかの痛みを訴える患者さんには，どんなときに，どの程度の強さで，どのくらいの時間，どのように痛いのかという現状をSデータで情報収集し，フィジカルイグザミネーションと検査データのOデータによりその裏付けをすると，主訴を手掛かりに患者さんの全体像を的確にとらえられるようになります．

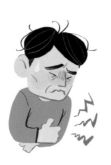

Sデータ
- どんなとき？
- どの程度？
- どのくらいの時間？
- どのように？

Oデータ
- フィジカルイグザミネーション
- 検査データ

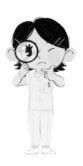

【 援助に関する情報収集のポイント 】

みなさんが実習で受け持つ患者さんのなかには，清拭や陰洗，食事介助，リハビリテーションなど，毎日行っている援助があるかもしれません．みなさんが毎日援助していることがあるのに，なぜその援助を行っているのかについては情報収集していないことがあります．看護問題にあげられていないのに，毎日援助している矛盾を感じたことはないでしょうか．おそらくきっと援助している内容の情報収集が不足しているために，看護問題にズレが生じているのです．
「この患者さんには，なぜ今このケアが必要なのか」をしっかり考えて情報収集し，毎日の援助内容と看護問題にズレがないようにしましょう．

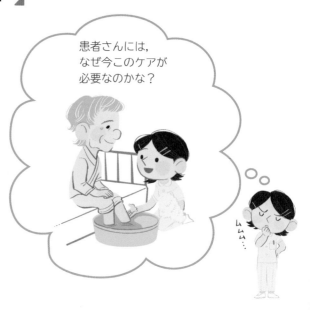

患者さんには，なぜ今このケアが必要なのかな？

入院前後の生活を比較できる情報が必要！

　疾患そのものの治療，入院という制限によって患者さんの生活は，入院前と比較してどのような変化が生じたのか，情報収集してみましょう．そのときに必要なのは，「どのような生活をしてきた人なのか」という生活者としての視点です．

　また，成長発達の特徴や役割など発達課題を踏まえた患者さんを理解するための情報も重要です．とくに，生活習慣病やがんなど慢性疾患という健康問題は，生活習慣やその人を取り巻く環境の影響を受けているため，「どのような生活をしてきた人なのか」という生活者としての視点をもちながら情報収集することが大事です．入院前の生活ではどうか，今現在はどうか，日常生活動作（ADL）が変化したことをどうとらえているかを，SデータとOデータを対応させて整理しましょう．

慢性疾患をもつ人は，病気になることや治療を受けることによって，生活や認識が変化します．入院前後の生活を比較してどうなっているのか，日常生活動作（ADL）は入院前と比較するとどのように変化したのか，このような変化に伴い患者さんの心理状態はどのように変化したのか，講義で学んだ看護理論を活用しながら，照合・比較できるよう情報収集していきましょう．

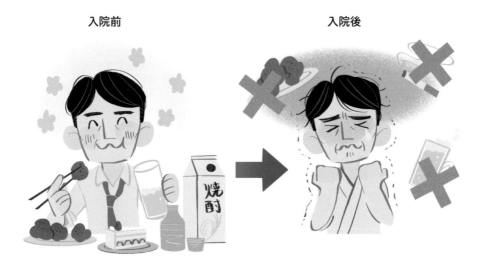

入院前　　　　　　　　　　　入院後

OデータはSデータは同じタイミングで取る

患者さんのSデータとOデータを情報収集することは重要です．とくに，フィジカルイグザミネーションによるデータや検査データなどのOデータは，患者さんが話したSデータの根拠や裏付けとしてアセスメントで用いられるため，同じタイミングで得られた情報であるかを確認して情報収集しましょう．

カルテの情報を患者さん本人からの情報収集に活かす

今の患者さんの状態を示す情報は，看護過程を展開するうえで重要です．実習中は，病棟についたら，前日からその日の朝までのバイタルサインの測定結果と先ほど述べた最新の検査データ，看護記録に記載された前日からその日の朝までの情報をメモ帳に写して，その日の患者さんの状態を予測しましょう．

24 情報の整理のまとめ

情報収集のまとめ

　ここまでの情報収集をもとに，p.023で示した事例（Aさん．80歳代．女性．右大腿骨頸部骨折，人工骨頭置換術）を例にp.023で示した視点①～③「高齢者」「手術」「リハビリテーション」ごとに整理してみます．「どこから得た情報なのか」「なぜこの情報が必要なのか」を考えながら整理していきます．

【視点1　高齢者→入院治療に影響を及ぼすリスクはないか】

情報収集の視点	どこからの情報か	なぜこの情報が必要か	Aさんの情報
●年齢 ●生活歴 ・就労歴 ・生活リズム；夜は眠れるか ・自宅にいるのか，施設か ●家族背景 ・婚姻歴，子ども・家族の有無 ・誰が患者を支援しているか（キーパーソン） ・家族は入院治療をどう考えているか ●既往歴：高血圧，糖尿病などのコントロールが必要な疾患の有無 ●現在の身体の状態 ・バイタルサイン，血液検査結果 ●身体面 ・ADL自立の程度 ●精神面 ・入院治療に対してどう考えているか ・認知症の有無 ・意思決定できるか ●介護保険利用の有無 ・認定があれば要介護度	●カルテ ●患者自身から聴取・観察 ●家族から聴取 ●ケアマネジャーなど第三者から聴取	●考え方，現状の認識状態，日常生活レベルが違う．とくに高齢者は，入院という環境の変化に順応が遅いでできないことが考えられるため「普段の生活状態」を知る必要がある ●その人のこれまでの生き方が治療などの方向性に大きく関与する．入院生活を支援する際に，心身がどこまで自立しているのか，何を支援すればよいのかを考える情報源となる．個別性のある看護には必要な情報である ●認知症などで自己意思決定できない場合は，家族などが代理意思決定を行うことになる．誰がキーパーソンかを知っておく ●身近な家族が患者の情報を持っていないこともある．その場合は，第三者から聴取していく ●家族については，入院治療の必要性を把握しているか，そのうえで患者を支援していく体制であるかどうかをとらえ，患者の支援者となりうるかを把握する ●家族自身も高齢である可能性があり，患者の入院により心身に負担がかかる可能性がある	●高血圧，糖尿病で内服治療中 ●認知症なし，自立的に意思決定可能 ●ADLは自立 ●血圧（BP）130～120/80～70mmHg，心拍数（HR）70回／分，血液検査異常なし，血糖コントロール良好 ●がまん強い．何でも自分でやらないと気がすまない

【視点2　手術・全身麻酔→術後合併症発生のリスクはないか】

情報収集の視点	どこからの情報か	なぜこの情報が必要か	Aさんの情報
●どんな手術をするか ●既往歴：高血圧，糖尿病などのコントロールが必要な疾患の有無 ●内服薬：抗血小板薬・抗凝固薬を内服しているか	●カルテ ●患者自身から聴取・観察 ●家族から聴取	●高齢者が手術を受けるにあたり，高血圧や糖尿病などがあれば，全身状態や合併症発症への影響が大きい ●合併症は身体面では，肺炎や創の治癒遷延，感染などである	●人工骨頭置換術 ●高血圧，糖尿病で内服治療中 ●呼吸機能検査，12誘導心電図異常なし

●現在の身体の状態 ・バイタルサイン ・血液検査結果：栄養（TP, Alb, Hb），糖代謝（Glu HbA1c），肝機能（AST, ALT, LDH, T-bil），腎機能（BUN, Cre, Ccr），血液凝固能（血小板，出血時間，PT, APTT, Dダイマー） ・胸部X線撮影，呼吸機能検査，12誘導心電図 ・ADL自立の程度 ・痛みの有無 ・安静度 ・術中出血量，輸液量，水分出納 ●精神面 ・手術に対しての考え，不安の有無 ・意思決定できるか，認知症の有無 ●家族は手術に対してどう考えているか	●ケアマネジャーなど第三者から聴取	●高齢であればあるほど，腎機能の低下をきたしている可能性がある ●術中の水分出納は術後の呼吸・循環に影響する ●手術に伴う影響と術後出血への影響を考える ●精神面では，患者の言動，表情をとらえ，どのような行動を起こしているかなどをとらえる ●術前のADL自立度により離床が遅延する可能性がある ●認知症の有無や介護度などの確認をしていく必要がある ●痛みや不安はADL拡大の妨げになることがある ●家族が手術に対してどう考えているかによって，患者の支えとなりうるかの判断材料になる．家族の支援が受けられない場合は，ソーシャルサポートを得られるようにしていく必要がある	●血圧130～120/80～70mmHg，心拍数70回/分 ●術前血液検査結果：Dダイマー2.3μg/mL，胸部X線撮影問題所見なし ●四肢筋力（MMT）：上肢（R）5（L）5，下肢（R）痛みによって評価不可（L）5 ●ADLは自立しているが，術前床上安静，軽度外転位保時のため一部要介助 ●牽引療法施行なし，右股関節痛あり ●認知症なし ●術中出血量：350mL，術中輸液量：2,320mL

【 視点3　リハビリテーション→退院において障害となることはないか 】

情報収集の視点	どこからの情報か	なぜこの情報が必要か	Aさんの情報
●身体面 ・どんな手術をしたか ・リハビリテーション目標 ・退院目標（どのような身体状態で退院とするか；杖や車椅子？） ・自立度（何がどこまでできるか，どこから介助が必要か） ・痛みの有無 ・バイタルサイン ●精神面 ・リハビリテーションに対する受け止め方 ・不安はないか ●環境 ・自宅もしくは施設などの退院先の決定 ・退院先の生活環境の状態（階段，エレベーター，段差の有無など）	●カルテ ●患者自身から聴取・観察（リハビリテーションの状態） ●理学療法士などから聴取 ●家族から聴取 ●ケアマネジャーなど第三者から聴取 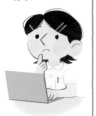	●リハビリテーションを進めるにあたり，段階的な目標を把握し，効果的なリハビリテーションが進んでいくかどうかを観察していく必要がある ●リハビリテーションが進まない原因があれば，その解決に介入していく．痛みなどの身体面，不安や不眠などの精神面が関与していることがあり，患者の訴えが重要なサインを含んでいる可能性がある． ●リハビリテーションを進める一方で，退院への準備を行うが，患者本人の心身の準備，受け入れる家族または退院先の受け入れ体制はできているか，などをとらえる．退院先の環境を考え，どのようにリハビリテーションを進めていくかも退院計画にとって重要な情報である	●右人工骨頭置換術術後1日目（病日4日目），リハビリテーション目標は術後1日目に介助で車椅子 ●杖歩行で自宅退院を目標とする ●基本的に自立しているが，創の痛みのため思うように動けない状態 ●バイタルサイン安定，術後発熱などはなし ●創の痛み，リハビリテーションに対する不安がある

25 解釈・判断のポイント①

アセスメントの実際

　情報収集を行ったら，その情報をアセスメントしていきます．アセスメントとは「解釈・判断」していきます．情報収集の次は，この解釈・判断が必要であり，かつ看護過程を展開するにあたって，とても重要なものになります．情報収集，解釈・判断をまとめて「アセスメント」といいます．

　では，実際にどのようにしていけばよいのでしょうか？　情報を解釈・判断（アセスメント）する際には，❶それが正常なのか異常なのか，❷その要因は何か，❸今後どのようなことが生じうるか，という3つのポイントについて考えて整理していきます．

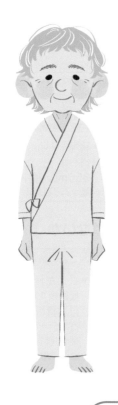

❶ 解釈・判断する情報はどうなっているか
アセスメントの視点で示した項目について，
　　・機能が正常である／異常である
　　・状態が通常（平常）と同様である／通常（平常）から逸脱している
　　・行動や知識が適正である／適正でない
ということを導き出します．
ここでは，単に，1つひとつのデータが正常か異常かを判断するのではないことに注意します．

❷ ❶の要因は何か
　　・機能が正常である／異常である
　　・状態が通常（平常）と同様である／通常（平常）から逸脱している
　　・行動や知識が適正である／適正でない
ということがなぜ生じているのかを記載します．

❸ 今後，どのようなことが生じうるか
　　・現在の状況が続くと，対象者にどのようなことが生じうるか
を考えて記載します．

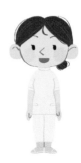

p.023の事例（Aさん．80歳代．女性．右大腿骨頸部骨折，人工骨頭置換術）でゴードンの機能的健康パターンの枠組みを使ってアセスメントをした例を一部示します．p.050～051（項目24）で視点ごとに整理した内容を，それぞれの領域に整理してアセスメントを行っていきます．「こういった感じなんだ」とニュアンスをつかんでくださいね！

領域	Aさんの情報の整理	アセスメント
[1] 健康知覚―健康管理	●全般的な健康状態 ●既往歴 ・疾病があれば，内服中の薬剤はあるか，その疾病のコントロール状態はよいか ・入院歴はあるか（入院していたことがある場合は，その入院生活において，問題が生じたか） ●自分で健康を管理できるか ●健康を管理しているのは誰か ●健康を維持するために行っていること→健康診断を受けているか，かかりつけ医がいるか ●アレルギーの有無 ●今回の受傷にあたりどう考えているか ●生活習慣について ・清潔習慣（入浴習慣，清潔における考え方など） ・喫煙，飲酒の習慣 ・運動習慣 ●入院生活における，経済的問題はないか（健康保険の状態，生活保護の有無など） ●今回の入院・治療に対する説明内容と理解	●これまでの自分の健康についてどのように認識し，管理してきたのかを分析する．このことと合わせ手術による機能変化を受け入れ，リハビリテーションや退院後の生活において自己管理できる能力があるかをアセスメントする ●高齢者の場合，自己管理ができないときは，患者の健康管理をサポートできる支援者を把握する ●既往症・嗜好から術後合併症につながる要因が存在するかをアセスメントする
[2] 栄養―代謝	●栄養の管理状態 ・食事は誰がつくるか ・自分で摂取できるか（咀嚼・嚥下困難の有無，義歯の有無，運動麻痺の有無，介助が必要か，胃瘻，経鼻胃管など） ・食欲はあるか ・1日の栄養摂取量，水分量 ・好き嫌いの有無 ・普段の食事の形態，内容（粥，きざみ，ペースト，経腸栄養剤使用，治療食；塩分，タンパク，糖など） ・皮膚・口腔粘膜の乾燥，浮腫はないか ・管理栄養士の栄養診療計画 ●代謝障害の有無 ・糖尿病の有無，経口糖尿病薬，インスリン注射の有無 ●データ ・年齢，身長，体重，BMI ・必要なエネルギー量 ・血液データ（Hb，肝機能，TP，ALB，血糖，HbA1cなど）	●高齢者は，もともと栄養状態が不良であったり，問題を抱えていたが解決できていないこともある．手術→リハビリテーションにおいては，栄養管理も重要な看護である ●入院前の栄養代謝状態から，手術創の治癒過程を遅延させる要因はないか ●リハビリテーションを行うにあたってエネルギーは適切か ●体液量の過不足はないか

以上のように，解釈・判断をすることで，対象者の問題点が明確になり，目標の設定や援助内容の手がかりを得ることができます．十分な情報がないと適切な解釈・判断はできません．

また，十分な情報があっても何を解釈・判断すればよいか理解したうえで適切に解釈・判断しなければ，看護問題の抽出や看護計画の立案にはいたりません．そのため，アセスメントはきわめて重要といえるのです．

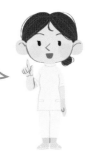

26 解釈・判断のポイント②

アセスメントの実際

　情報の解釈・判断（アセスメント）とは，患者さんの問題点や強みを明確にすることです．そのため，経過のまとめや情報の列挙，援助内容の記載になっていないか注意が必要です．

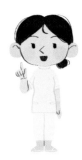

①経過のまとめになっていないか
②情報の列挙になっていないか
③援助内容を記載していないか

【 ①経過のまとめになっていないか 】

情報を経過としてまとめているのは NG です．情報のまとめは事実の要約であり，考えたことではありません．先に述べたアセスメントの視点（解釈・判断すべきことがら）の答えを書くことを意識しましょう．

【 ②情報の列挙になっていないか 】

情報は事実であり，解釈・判断（アセスメント）は考えたことです．解釈・判断（アセスメント）の欄には情報の列挙ではいけません．

【 ③援助内容を記載していないか 】

アセスメントの「結論」が次に解説していく看護問題であり，その問題を解決するために看護計画を立案していくため，情報の解釈・判断（アセスメント）の欄に援助内容が記載されるのは順番として適切ではありません．

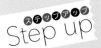

ナースに聞く！　情報収集2つのポイント

①患者さんの命にかかわること緊急性が高い情報を最優先して収集

命にかかわること緊急性が高いことを優先して情報収集することがポイントです．

情報収集の優先順位を判断するには，患者さんの病気と治療に関する知識が必要です．臨床の看護師は，患者さんの病気と治療に関する知識が豊富にあるため，これまでの経過のなかから入院時や急変時，治療の前後など，重要な局面に焦点を絞って意図的に情報収集を行っています．

日々の看護実践のなかでも優先順位をつけて情報収集するため，命にかかわること緊急性が高いことを示す情報は洩らさずに情報収集します．

また，患者さんの状態が変化したり，これまでと違う新たな症状を訴えたときには，新たな訴えに焦点を当てて情報収集を加えます．

みなさんは，臨床の看護師と同じようにはできませんが，事前学習をフル活用して，患者さんの病態，症状，合併症のリスク，治療・副作用のリスクなどを書き込んだ虎の巻を準備したりと，情報収集のスタイルを工夫してみましょう．そうすれば，どの情報を優先して集める必要があるかがわかるはずです．

そして，その努力は必ず患者さんへのよりよい看護につながります．

②目の前の患者さんの話をよく聴く

患者さんと目線を合わせて，患者さんの言葉をよく聴いてみましょう．カルテから情報を得ることも必要ですが，患者さんを直接観ることに替えられるものはありません．苦痛があるか，心配ごとがあるかどうか……．一緒にいるだけで伝わることがあるはずです．

臨床の看護師は，患者さんの話を聴きながらも観察によって，患者さんの表情や着衣の様子，歩き方，ベッド周囲の環境などから「おや？」「あれ？」というような些細な違和感に気づき，それを見逃しません．患者さんを直接観るということは，それだけ多くの情報が得られるということであり，よりよい看護にもつながります．

みなさんが患者さんを直接観るときに心がけておきたいのは，話をよく聴くといっても，家族のこと，生活のこと，仕事についてなど質問攻めにしないことです．患者さんによっては，このような話をしたくないと思う方もいます．話したくないということに気づかず質問攻めをすれば，患者さんは背中を向けて話をしてくれなくなり，患者さんとの信頼関係は壊れてしまいます．

患者さんと初めて会ったときから「心がときめいた相手」だと思って，嫌われないように，患者さんの様子を見ながらタイミングを待ちつつ，信頼関係を築くことが大切です．たとえば終末期にあるがん患者さんがその人にしか生きられない人生をこれからどのように送りたいと思っているのかなど，その人の価値観が含まれる情報の収集は，みなさんも緊張するでしょうから，自然に聞けるタイミングを待つことが必要です．

まずは，患者さんの安全・安楽を第一に考えて焦らず，目の前の患者さんの話をよく聴くことから始めましょう．そこから得られた情報は，患者さんのよりよい看護につながります．

27 問題の種類

看護問題の種類

患者さんの問題は，看護師だけで解決できる問題（看護問題）ばかりではありません．

問題には，①看護問題，②合併症の危険性が高いことを示す問題，③多職種との協働が必要な問題，があります．

【①看護問題】

看護師が問題を確定して介入する権限があり，看護介入によって改善や軽減が見込まれる問題です．

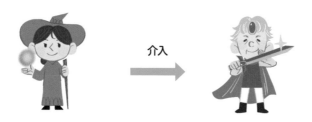

介入

【②合併症の危険性が高いことを示す問題】

疾患，検査・治療などによって生じる危険性のある身体的な問題です．たとえば，医師とともに介入することで合併症を予防したり，重症化の予防につなげます．共同問題（Collaborative Problem，C-P）ともいいます．

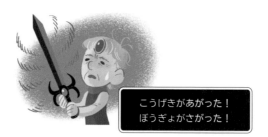

こうげきがあがった！
ぼうぎょがさがった！

【③多職種との協働が必要な問題】

看護師だけでなく，医師，薬剤師，管理栄養士，理学療法士，作業療法士などの複数の職種が同時に介入することで解決が見込まれる問題です．協働問題ともいいます．

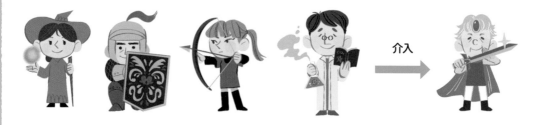

介入

「看護問題」を少し細かく分類してみましょう．看護問題は，❶顕在的な問題（はっきりと表面に現われている問題）と❷潜在的な問題（奥に隠れていてはっきり表に出ておらず自覚できない問題）の2つに分類されます．

　さらに❶顕在的な問題は，「実在する問題」と「ウエルネス問題」に分類されます．

【 顕在的な問題と潜在的な問題 】

❶顕在的な問題

「実在する問題」

実際にあるいは現実に生じている問題で，「正常ではない状態」「通常から逸脱している状態」「適正ではない状態」です．

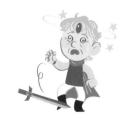

「ウェルネス問題」

「よりよくしたい」という，より高い健康レベルへの移行を目指している状態のほか，ある健康レベルからより高い健康レベルへ移行している状態，現在すでによい状態にある，悪化することなく状態を維持していることを表します．

レベル 10　　　　　　　　　　レベル 30

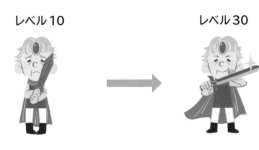

❷潜在的な問題

現在は生じていないものの，予防しなければ起こるおそれのある問題で，「異常を生じる危険性がある状態」「通常から逸脱する危険性がある状態」「不適切となる可能性がある状態」です．

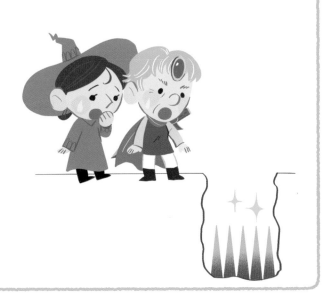

28 問題の表現方法

問題点はどのような言葉で表現したらいい？

　問題の種類と分類はイメージできたでしょうか？　次はその問題をどのような言葉で表現するかについて，解説していきましょう.

【 実在する問題の表現方法 】

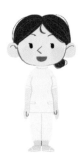

原因・要因には，看護師の介入が可能なものを取りあげます.
原因・要因に疾患や障害，検査や治療をあげても，看護師の
介入で疾患や障害の治療はできませんし，検査や治療を追加
したり取りやめたりすることはできないためです.

　↓　このように表現します.
「△△により〇〇となっている」
「△△に関連した〇〇」
　↓　　　　　　　　↓
要因・原因　　　問題を示す人の反応
　　　　　　　　（病状・行動など）

事例のAさんが「痛みでリハビリテーションに消極的である」ことを考えてみましょう. 問題点を「痛みでリハビリテーションができない」とした場合, 痛みへの介入は看護師でしょうか？　医師ですね. リハビリテーションへの介入も, 理学療法士でしょう.
したがって. 看護上の問題を抽出するには，「リハビリテーションによって痛みが増強するのではないかという不安やとまどいがあるため，ADLの拡大が進まない」を問題とします.

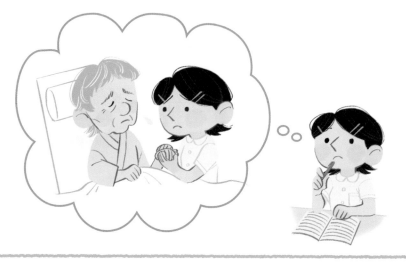

【ウェルネス問題の表現方法】

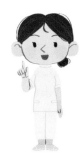

- より高いレベルへの移行を目指している
- より高いレベルに移行している
- 現在すでによい状態にある
- 悪化することなく状態を維持している

ということを表現します.

たとえば,
・退院後に自分でできるリハビリテーションの知識獲得を望んでいる
・夜間トイレへの１人での歩行を維持している
などと表現します.

【潜在的な問題の表現方法】

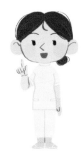

現在は表出していないものの,今後問題となってあらわれる
可能性があるものをいいます.

⬇ このように表現します.
「△△により〇〇の危険性がある」
「△△に関連した〇〇の危険性」
↓ ↓
危険因子　　　問題を示す人の反応
（病状・行動など）

たとえば,
・転倒要因が多数あるため再度転倒する危険性がある
・感染予防行動が不十分であることに関連した感染の危険性
などと表現します.

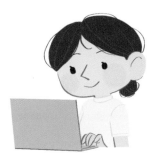

29 全体像を把握する〜関連図

問題はどこから・どのように抽出する?

　情報収集をしてアセスメントができたら,次は「看護問題の抽出」するために,情報を解釈して判断をしていきます.情報の解釈と判断は,p.042(項目20)で解説したゴードンの「機能的健康パターン」などを用いて行い,看護問題を抽出していきます.

　事例(Aさん,右大腿骨頸部骨折,人工骨頭置換術)で整理した情報をもとに看護問題を抽出していってみましょう.ここで全体像を把握するために,関連図を作り,そこで情報を整理して問題を導きだしていきましょう.関連図のしくみや描き方などについては,多くの書籍が出版されていますので,それらを参考にしてください。ここでは「こんな感じなのだな」というニュアンスが何とイメージできれば大丈夫です.

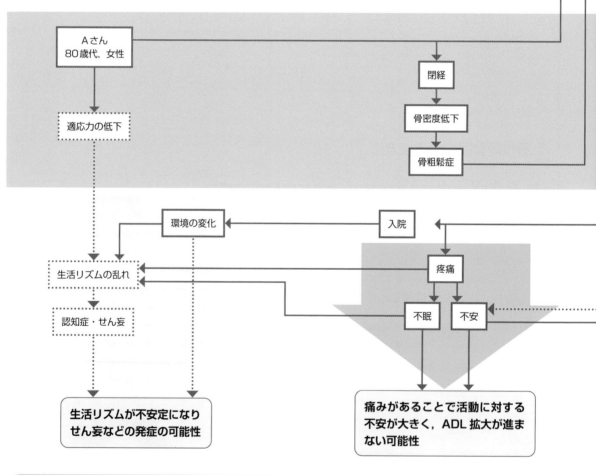

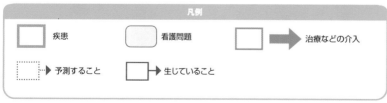

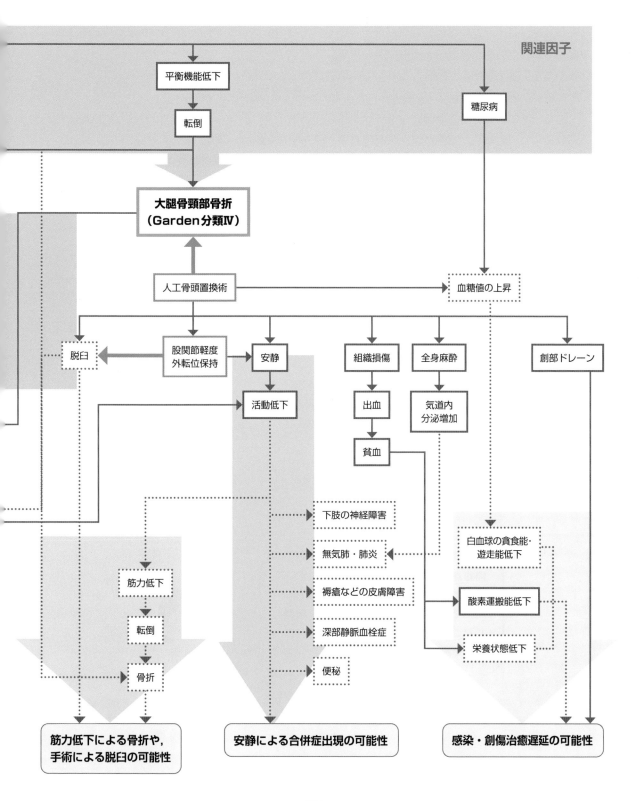

30 看護問題の抜き出し

問題点につながる判断が複数ある？

　たとえば，ゴードンの機能的健康パターンのそれぞれのカテゴリで行った判断のなかで，問題点につながるような判断が複数ある場合があります．

　まず以下のような視点で問題となりそうな事柄を整理して見直してみましょう．

　　・内容的に同じことを示していないか

　　・ある判断が別の判断の要因になっていたりしないか

　それによって問題点が複数抽出された場合は，優先順位を検討します．

　このほか，とくに状態の変化が著しい重症の患者さんであれば「早急な介入を必要とする問題」と「状態が安定してから取り組んだほうが効果的だと思われる問題」がありますね．

　そのため，患者さんの状態によって問題点を取り上げるタイミングを検討することも必要です．

　情報収集をして解釈・判断（アセスメント）したことから，看護問題となる問題点をどのように抜き出していくかを解説していきます．

【 看護問題の抜き出し 】

自分の思い込みや「こうあってほしい」という願望に近い情報ばかりに目が行き，そうではない情報は軽視してしまっていないかに注意！

「この患者さんは△△△疾患だから，当然〇〇〇という問題が生じるはず」とか「▲▲という治療を受けるから●●という問題が生じるはず」という自分の思い込みで看護問題を抜き出すことは NG です．

よく看護過程をしている書籍や雑誌には「よく取り上げられる看護問題」などと示されているものがありますが，それにとらわれ過ぎてしまうと，ズレてしまう場合があります．あくまでも参考程度にしてとらわれ過ぎないようにしましょう．

> 問題点はアセスメントに基づいて抜き出されていくものです．適切に情報収集して，それをアセスメント（解釈・判断）したことが前提になることを忘れてはいけませんね！

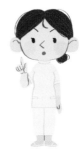

対象者の意見を聞いてみる

問題と考えられる点がいくつかあり，どれを取り上げるか迷うことがあります．このようなときには患者さん自身に「自分で問題だと思うことは何ですか？」という質問をしてみましょう．

このような質問は，患者さんの答えをもとにして，その問題が本当に問題なのかを検討するものになるだけでなく，患者さんが自らの問題点に気がついているかどうかを確認し，問題点を共有する（つまり，問題点として患者さん自身に認識してもらい同意を得る）ことにつながるのです．

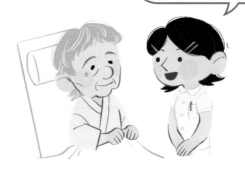

ご自身で問題と
思うことは何ですか？

問題の見落としや誤りがないか確認する

1つの情報から1つの問題を考えている記載がよくあります．情報と問題点は対になっていないことのほうが多いため，問題点の見落としや誤った問題点として抜き出していないかを確認します．

看護計画を立てる前に，教員や実習指導者に相談しましょう．

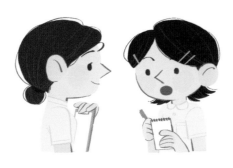

31 看護問題の確定

看護問題はどう確定する？

　問題を確定していくには，①原因・要因と結果の整合性の検討，②問題点の根拠の明確化，が大切になります．

　事例（Aさん，右大腿骨頸部骨折，人工骨頭置換術）から導き出した問題点を確認して，確定させていきましょう．ここでは，p.060〜061（項目29）の関連図で導き出した問題1【安静によって合併症が出現する可能性がある】，問題2【不眠により生活のリズムが不安定になりせん妄が発症する危険性がある】，問題3【痛みがあることで活動（リハビリテーションなど）に対する不安が大きく，日常生活動作（ADL）の拡大が進まない可能性がある】を取り上げてみましょう．

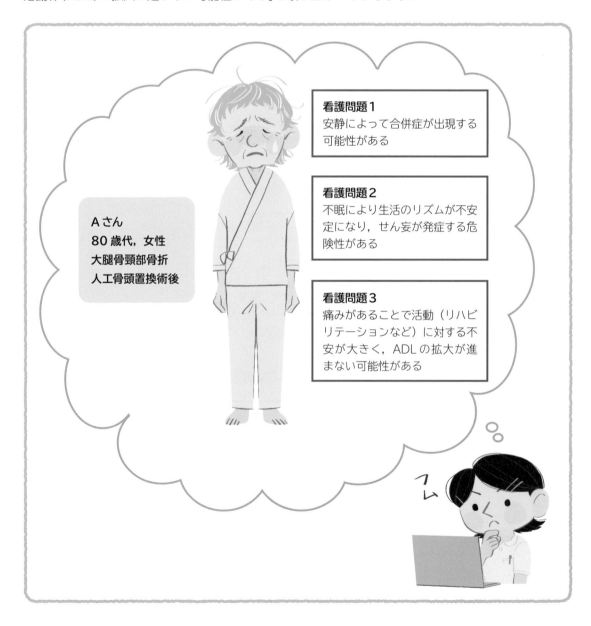

Aさん
80歳代，女性
大腿骨頸部骨折
人工骨頭置換術後

看護問題1
安静によって合併症が出現する可能性がある

看護問題2
不眠により生活のリズムが不安定になり，せん妄が発症する危険性がある

看護問題3
痛みがあることで活動（リハビリテーションなど）に対する不安が大きく，ADLの拡大が進まない可能性がある

【看護問題1 安静によって合併症が出現する可能性がある】

Aさんは，人工骨頭置換術を行ったため，術後は徐々にADLを拡大していきます．しかし，術前1〜2日間床上安静であったことから，筋力が低下しています．それに加えて，手術・床上安静によって深部静脈血栓のリスクが高くなっています．また，臥床が続けば，同一体位の持続により肺の圧迫や痰の貯留による無気肺・肺炎といった呼吸器合併症を発症するおそれがあります．さらには，褥瘡などの皮膚障害をきたしやすくなります．骨折・手術による貧血は，栄養状態の悪化や組織への酸素供給を低下させ，皮膚障害を起こしやすくします．

そして，Aさんは糖尿病のため神経障害による知覚の低下があり，痛みやしびれなどが感じにくいことが考えられます．そのため，良肢位を保ち腓骨神経麻痺などが生じないようにしなければなりません．さらに，安静にしていることは，腸管運動も低下させ便秘を引き起こすおそれもあります．

このように，安静はさまざまな合併症を引き起こすおそれがあり，適切な支援，早期離床が必要です．

【看護問題2 不眠により生活のリズムが不安定になり，せん妄が発症する危険性がある】

Aさんは独居で生活は自立し，精神面も安定していました．しかし，入院という非日常的な環境は，精神面に大きな影響を及ぼします．また，痛みや不安により不眠となっています．このように，昼夜逆転により基本的生活リズムが不安定になることで，認知症やせん妄発症のリスクが高まります．そうするとADL拡大が遅れ，合併症のリスク（問題1）がさらに助長されてしまいます．

【看護問題3 痛みがあることで活動（リハビリテーションなど）に対する不安が大きく，ADLの拡大が進まない可能性がある】

Aさんは痛みがあり，リハビリテーションに消極的です．さらに，これまで手術の経験もないこともあり，動くことへの不安も強い状態です．こうした痛み，不安，戸惑いを軽減し，ADL拡大への援助が必要です．ADL拡大がはかれないと，看護問題1，看護問題2のリスクがより高まります．

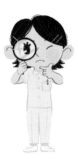

32 看護問題の絞り込み

根本的な問題は何かを見きわめよう

　臨床における看護過程の展開においては，看護問題の優先順位を考えて介入していきます．「看護問題を解決するにあたり，どんなことが障害になっているか」，また「その過程において，どんな介入がどれだけ必要か」を軸に考えるとともに，「看護の視点での介入の必要性」も考えることが重要です．

　たとえば，「患者さんの洗濯物がたまっていて着替えがない」ということに注目した場合，「家族に洗濯してもらう」では，看護としての介入は不要です．ここで，「なぜ，洗濯物がたまってしまうのか」という，「なぜ？」を考えることが必要なのです．

　家族に情報を収集してみると，仕事が忙しく，面会時間に来ることができないという現状が浮かび上がったとします．そこで，「面会時間の調整が可能かどうか看護師に相談してみる」という「調整」が看護介入となります．家族に情報を収集することからこの段階に関しての介入が始まっているのです．

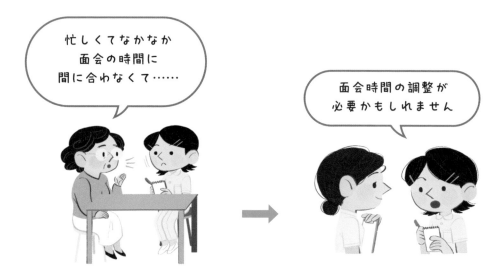

　注目した問題に，なぜ？　何のために？　という「なぜ・何」を繰り返していくと，その背景や影響因子との関連が明確になっていき，根本的な問題が何なのか（＝見きわめ）を知り，看護問題の優先順位が考えられるようになっていくのです．

　看護問題は以上のような面から考えていきますが，患者さんによって多少の違いがあるかもしれません．また，同じ患者さんでも日によって問題の優先順位が入れ替わることもあります．臨床では，一度考えたからよしとするのではなく，日々，患者さんの状態に合わせた優先順位を考えていくことが重要です．

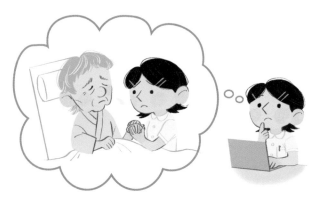

【看護問題抽出の考え方】

身体面

・生命危機を脅かしていること
・合併症などの発生リスクが高いこと

精神面，社会面

・患者さんの入院生活に対して問題があること（倫理面，
　社会的支持の有無など）

そのほか

・病期のうち，現在はどの時期にいるのか
・看護問題の関連性を考え，それぞれが強く影響し合って
　いるか

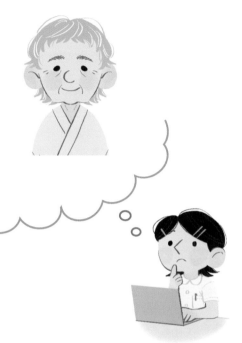

【看護問題の抽出から優先順位をつけるプロセスの考え方】

① 患者さんの全体像＋治療方針，病状＋時期（病期）➡看護問題の抽出・絞り込み
②看護問題の優先順位の決め方の視点
・その問題の根本は何か？（なぜ？　何？）
・問題を解決するにあたり，何が障害になっているか
・看護の視点での介入の必要性はあるか
・それはどのような介入をどれだけ必要としているか（質と量）
③優先順位が決定する
▶▶▶それぞれの看護問題を解決していく指針

↓

**看護の方向性（看護目標）を明確にした
看護計画の立案へ**

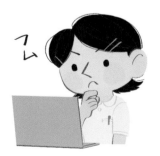

33 看護問題の優先順位

　導き出した看護問題を確定しました．p.066～067（項目32）では「看護問題に優先順位」をつけること，そしてそれは日々変化していくということをいいました．

　事例のAさんで導き出した看護問題で優先順位をつけてみましょう．優先順位をつけていくプロセスは，項目32で示していますので，これに沿って考えていきましょう．

抽出したAさんの看護問題は，

看護問題1【安静によって合併症が出現する可能性がある】

看護問題2【不眠により生活のリズムが不安定になり，せん妄が発症する危険性がある】

看護問題3【痛みがあることで活動（リハビリテーションなど）に対する不安が大きく，
　　　　　ADLの拡大が進まない可能性がある】

でしたね．

看護問題1から見ていきましょう．

高齢者の安静臥床の弊害は重要です．身体面では，深部静脈血栓症（DVT），無気肺・肺炎などの呼吸器合併症，神経障害や皮膚障害が考えられます．Aさんは糖尿病のため，血栓形成や局所の圧迫などから皮膚障害が起こりやすいといえます．いったん褥瘡などの皮膚障害を起こすと，治癒が困難になります．また，安静による腸管活動の低下により便秘を起こしやすいことにも注意します．

そして，精神面では，安静臥床による外的刺激の少なさから，認知症やせん妄の発生リスクが高まります．心身ともに非日常的な生活であるがゆえに，さまざまなことが発生する可能性が高まります．

このような合併症が発生すると新たな治療が必要となり，ADL拡大，リハビリテーションへの障害となります．また，合併症自体の治療のためにも安静が必要となるという，本末転倒な事態となってしまいます．そのため，合併症を防いでいかなければなりません．

ここでは身体面と精神面に触れましたが，身体面のほうがAさんにとって生命危機につながる「脅威」となると考え，優先的に注目します．精神面は現段階では問題の発生がなく，潜在する問題と考えられます．

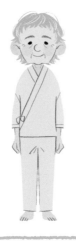

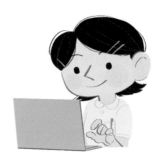

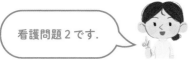 看護問題 2 です.

Aさんの精神状態は問題ありません. 入院前より認知症はなく, 独居生活は自立していました. しかし, 病院という環境, 手術, リハビリテーションなどさまざまなストレッサーに取り巻かれています. これらにより, 眠れない, 痛みがつらいなど, さらなるストレスがかかると, 基本的生活リズムが崩れ, 精神面へもマイナスに影響してきます.

これまでまったく問題なかった患者さんでも, 急激にせん妄が発症することもあります. すべての患者さんに発症するわけではありませんが, 高齢者の入院生活においては, 潜在的問題として考えていくことが必要ですので, 継続して観察していきます. せん妄が生じるとリハビリテーションの遅れ, 安静臥床の期間も長引いてしまいます.

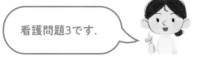 看護問題3です.

ADL 拡大が進まないことの悪影響を先に考えるよりも, ADL 拡大を妨げる根本的な原因を解決しないと A さんの ADL は自立できないと考えられます.

Aさんは, 高齢ですがもともと ADL は自立しており, 問題はありませんでした. なぜ ADL 拡大が進まないのか, 根本的な原因は, 痛みやそれに伴う不安によるものと考えます. 痛みや不安があることで, 「いつもの自分」ではない自分を A さんは体験しています.

そのため, 少しでも痛みや活動に対する不安を軽減し, 術後の自分に向き合い, 入院前の ADL へ戻せるよう, A さん自身のコーピング (対応力) を引き出す支援が必要です.

以上より, 優先順位は【看護問題3】→【看護問題1】→【看護問題2】となるかと思います.
それでは優先順位 1 位の【看護問題3】で看護計画を立案していきましょう.

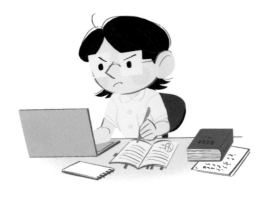

34 看護計画の立案

看護計画って？

　看護計画とは，その患者さんと家族が何を目指し，そこに到達するためには何が問題で，その問題をクリアするにはどのような援助が必要なのかということが，どの看護師にもわかるように示されたものです．

【 ポイント❶評価可能な時期と内容の計画にする 】

病棟であれば，どのような状態で退院することを目指すか，外来であれば，通院期間のどの時期にどのような状態になることを目指すのか，というように評価可能な時期と内容の看護計画を立てることが必要です．

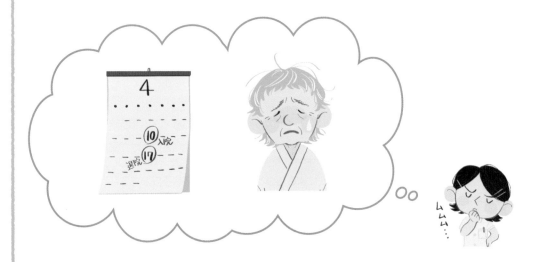

【 ポイント❷計画の主語は患者さん・家族とする 】

看護計画の主語は患者さん・家族であり，患者さん本人および家族の意思が反映したものでなければなりません．たとえば，手術目的で入院した患者さんの場合，「手術後，順調に回復して退院できる」「退院後の治療や生活の仕方を理解して退院できる」ということを目標に計画が立てられるかもしれません．

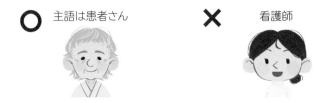

○ 主語は患者さん　　✕ 看護師

【 ポイント❸わかりやすく具体的にする 】

その場合,「順調に回復する」「理解する」の「順調」「理解」のイメージは,計画を立案した人とそれを読んだ人で一致しないこともあります.そのため,誰が読んでも同じ解釈ができるように具体的に示すことが必要です.

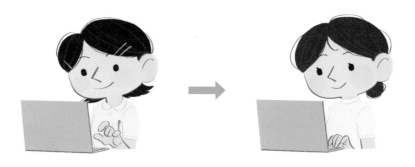

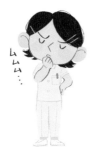

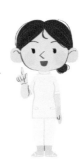

目標は,患者・家族を主語とし,評価可能な時期と内容にし,誰が読んでも同じ解釈ができるように,具体的に立てることが重要です.

35 期待される成果（アウトカム）の設定

「期待される成果」は「目標」とどう違うの？

　期待される成果とは，1つひとつの問題に対し設定する，援助を行ったことによって生じることが期待される状態のことを指します．

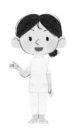

事例（右大腿骨頸部骨折で人工骨頭置換術を受けたAさん）で解説していきましょう．

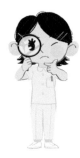

目標の設定

- リハビリテーションプログラムに沿ってADLを拡大できる．
- 術後合併症の出現がない．

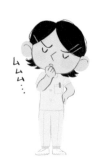

看護問題（優先順位順）

看護問題3　痛みがあることで活動（リハビリテーションなど）に対する不安が大きく，ADL拡大が進まない可能性がある．

看護問題1　安静による術後合併症の出現の可能性がある．

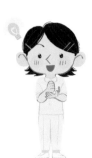

期待される成果

看護問題3	ADLの拡大における阻害因子について解決できる.
	疼痛緩和もしくは痛みをコントロールできる.
	不安が表出でき, 解決もしくは軽減できる.
看護問題1	深部静脈血栓による肺塞栓症が発生しない.
	無気肺や肺炎などの呼吸器合併症が発生しない.
	褥瘡, 神経障害などが発生しない.
	関節拘縮がなく, 筋力を保持し, ADLが拡大できる. 排便が毎日ある.

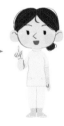

このように, 目標や問題点に応じて「期待される成果」の設定が考えられます. 患者さんの状態や生活環境によっては, もっと具体的になることもあります.

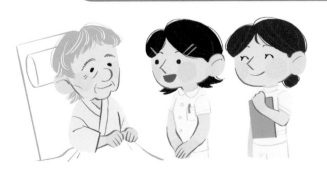

36 看護計画の実施〜O-P, T-P, E-P

実施(具体策)とは，期待される成果に到達できるようにするための援助内容です．

一般には，「観察計画(O-P:Observation plan)」「直接的援助計画(T-P:Treatment plan)」「教育・指導計画(E-P:Education plan)」に分けて設定します．

ここでも事例(右大腿骨頸部骨折，人工骨頭置換術)のAさんの看護問題3【痛みがあることで活動(リハビリテーションなど)に対する不安が大きく，ADL拡大が進まない可能性がある】を例にします．

【❶観察計画(O-P)】

アセスメントを行った際，患者・家族に認められた徴候や状態が，援助によりどのように変化したか，すなわち，期待される成果に到達できているかを観察する項目です．いつ，どんな場面で観察するのか，具体的に示します．

【❷直接的援助計画(T-P)】

期待される成果を達成できるようにするための，直接的な (手出しをする) 援助項目です．
①状態そのものが直接変化するような援助項目，②原因や阻害要因を減らすための援助項目，③促進因子を増加させるような援助項目を立案します．観察した結果をふまえて援助を行うため，O-Pで「〇〇を観察する」と示した場合，T-Pでは「〇〇がみられたら△△する」というように観察結果を反映した内容になっていることが必要です．

【❸教育・指導計画(E-P)】

患者・家族に参加してもらえるよう，教育・指導を行う項目です．
T-Pと同様にO-Pと一貫性をもたせて立案します．指導内容は精選し，用いる教材や指導方法を患者・家族の状態 (知的能力や学習の準備状況) に合わせます．患者・家族に説明する内容は，看護師による食い違いが生じないよう具体的に示します．

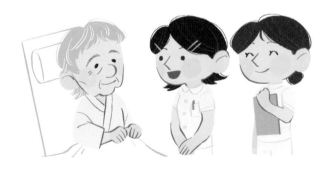

Aさんの看護問題3に対する看護計画（例）

	具体策	根拠と注意点
O-P	①自覚症状の観察 ・痛みの観察（どこがどのように痛むのか，創痛，歩行時の股関節痛など，痛みの種類；自発痛，体動時痛など，鎮痛薬使用時の効果，バイタルサインの変化） ②表情からうかがえることの観察 ・会話や行動観察を通して，表情をとらえる ・がまんしている感じはないか，苦痛そうな表情はないか ・どんなときが安楽そうか ・声のトーンはどうか ③行動パターンの観察 ・夜間眠れているか，食欲はあるか ・不安や心配ごとはあるか，それは何か ・Aさん自身，不安が何か表現できるか ④ほかにADL拡大を阻害するものは潜んでいないか	・Aさんは糖尿病があり，痛みの閾値が高く痛みを感じにくいことがあると考えられる．本人が痛みとして自覚してない症状が「痛み」である可能性もあるため，自覚症状を詳細にとらえる必要がある
T-P	①訴えの傾聴，受容（話を聴ける時間を確保する） ・Aさんの痛み，思いを傾聴・受容する ・Aさんの希望は何か，してほしいことは何か ・効果的なタッチング ②痛みの軽減，コントロール ・鎮痛薬の使用を医師に相談する ③リハビリテーションと休息のリズムをつくる ・できそうなことから目標をつくり，段階的に進める（例；ベッドサイドにつかまり立ちできる→次に，車椅子移乗を介助で行う　など） ④多職種との協働 ・理学療法士や医師とのカンファレンスなどで，リハビリテーションの進捗状態の情報交換，問題点・目標の共有をはかる	・清潔ケアやリハビリテーションのときなどに「会話」を通して情報収集する（例；【傾聴】うなずく，『そうなんですね』，【受容】Aさんの言葉を自身の言葉で置き換えて『○○ということなのですね』『手術してまだ1日ですもの，痛いですよね』など） ・できたことは，「成功体験」として達成感を感じられるように承認する．すぐに高い目標は達成できないので，少しずつ積み重ねることの意義を伝える ・手術による疼痛は予防的に鎮痛薬を投与する
E-P	①痛みはがまんはしなくてよいことを伝える（医師の指示で鎮痛薬が使用可能であること） ②なぜ，離床をしていかなければならないかを話していく ③不安が強ければ，医師から病状説明を行えるよう調整していく	・指示するのではなく，支持していくようなかかわりを基盤とする．主軸は「Aさん自身がどうありたいか」にある ・疼痛をがまんすることは心身両面に悪影響となる

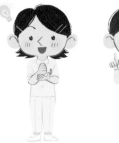
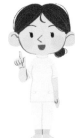

37 看護計画が適正かどうかを判断するには？～クリティカル・シンキング

クリティカル・シンキングとは

クリティカル・シンキングとは，物事を単に批判的にとらえることではなく，自身の考えに対して批判的な視点をもち，論理的・構造的に考えているかを確認しながら進めていく客観的な思考過程です．

クリティカル・シンキングにより，EBN(evidence based nursing，根拠に基づく看護)を選択し，実践することが可能になります．看護実践に欠かせない思考過程で，問題解決型のアプローチを可能にします．

【 介入→成果の関係は矛盾していないか 】

まず，「成果」は患者さんと家族の現状の延長線上にあり，患者さんと家族も望んでいることなのか，合意しているのか，果たして達成可能なのかを確認します．

次に，「介入」を実施すると成果になるのかを確かめます．

また，1つの成果はさまざまな要因によって成り立つものであるため，初めに立案した具体策だけでよいのか，ほかに考えられないかを検討します．

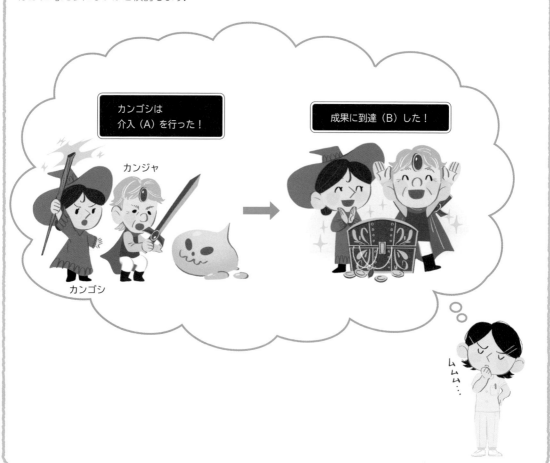

【 用いた資料は患者さんの状態に一致するか 】

具体策を策定する際には，標準看護計画や事例展開を示した文献などを参考にすると思います．その場合，患者さんと家族の状態に合わせて追加・修正することが必要です．実際に，看護学生の中には受け持つ患者さんが男性なのに，女性の場合の計画をそのまま書き写している人や，その患者さんでは行われていない処置を記載している人がいます……．

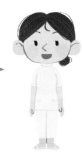

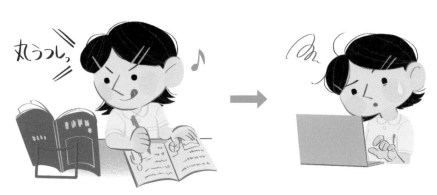

看護計画を立案したときには，介入と成果の関係は矛盾していないか，患者さんの状態に合わない資料を参考にしていないかを確認します．

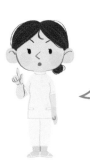

38 実施の目標

患者さん・家族の状態に合わせた実施

　看護計画を行動に移すためには，立案した看護計画をその通りに実施してよいのかを判断し，患者さん・家族の状態に合わせて，必要に応じて修正しながら，実施することが大切です．また，継続した援助を実施するためには，実施内容とそれに対する患者さん・家族の反応が適切に記録される必要があります．

【 実施前の判断〜看護計画を実施する前に確認することは？ 】

■実施前の判断のポイント
①問題としてとらえた患者さん・家族の反応が持続しているか（問題点が存在するか）
②アプローチの順番（問題点の優先順位）は変わっていないか
③立案した内容・方法でよいか（患者さん・家族の反応に変化はないか）

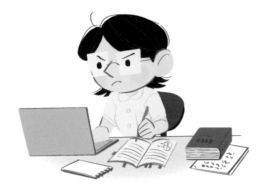

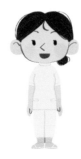

看護計画を立案したときから実施するまでの時間に，患者さんに起きた変化を考える必要があります．

看護計画に修正が必要となるのはどんなとき？

　患者さん・家族が予測していた状態と異なる場合は，看護計画を修正しながら実施する必要があります．予測と異なる状態とは，病状が悪化している，昨日までみられなかった新たな症状が生じている，予測以上に病状が改善している，ADLの自立度が飛躍的に向上しているなど，悪化もしくは改善をいいます．

看護計画通りに実施しても，患者さん・家族の状態が期待される成果に到達しない場合は，その要因を検討し，阻害要因を減らす，または促進要因を強化するという看護計画を追加します．
問題としてとらえた患者さん・家族の状態が改善していれば，その時点で看護計画を中止するか，問題点の優先順位を下げて1〜2日様子をみて評価します．

成果に到達しない	状態が改善
↓	↓
● 阻害要因を減らす ● 促進要因を強化	● 看護計画を中止 ● 問題点の優先順位を下げて 　1〜2日様子をみて評価

修正しながら行った援助に対する患者さん・家族の反応を把握し，「期待される成果（成果目標）を変更したほうがよい」「期待される成果に到達するためにこの具体策は有効だろう」「この具体策による即時効果はみられないが，しばらくやってみて評価しよう」などと再アセスメントした場合は，看護計画に修正を加えます．

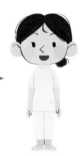

39 看護記録の書き方

看護記録とは

実施には，行った援助とそれに対する患者さん・家族の反応を看護記録への記載も含まれます．

看護記録は，看護実践の過程を記述したものですが，保健師助産師看護師法には，助産録を除き，看護記録に関する規定はありません．そのほかの法令では，たとえば医療法及び医療法施行規則において，看護記録は，地域医療支援病院及び特定機能病院の施設基準等の1つである「診療に関する諸記録」であることが示されています．日本看護協会の「看護業務基準」や「看護記録の開示に関するガイドライン」では，看護記録の目的・機能や記録内容が示されています．

「看護記録の開示に関するガイドライン」で示された看護記録の目的・機能は看護実践を明示する・提供するケアの根拠を示す・患者さん・家族を含むチームメンバー間の情報交換の手段となる・施設の設立要件・診療報酬上の要件を満たしていることを示す・ケアの評価やケア向上開発の資料となる・医療事故や医療訴訟の際の法的資料となる（日本看護協会編：看護記録の開示に関するガイドライン．p.9，日本看護協会出版会，2000．より引用）ということです．

また，それらの目的・機能を果たすために，看護記録で行うべきこと・行ってはいけないことが示されています．

【 SOAP 形式の記録 】

SOAP 形式の記録は，抽出した問題点ごとに，患者さん・家族の主観的情報（S），患者さん・家族の客観的情報（O），S・O をふまえ期待される成果に到達しているかどうかの判断（A），看護計画の続行・追加・修正（P）を記載します．

その日の看護問題の優先順位順に記載すると，患者さん・家族の状態を把握しやすくなります．

S：患者さん，家族の主観的情報

O：患者さん・家族の客観的情報

A：アセスメント（S・O をふまえ期待される成果に到達できるかどうかの判断）

P：看護計画の続行・追加

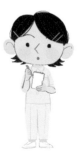

事例のAさん（右大腿骨頸部骨折，人工骨頭置換術）の看護問題3【痛みがあることで活動（リハビリテーションなど）に対する不安が大きく，ADLの拡大が進まない可能性がある】で記録の例を見ていきましょう．

Aさんの看護問題3に対する看護計画（例）

時間	Aさんの状況・反応	実施した看護ケア	アセスメント
4/14 9:00 〜 11:30	S：「あまり眠れなかった」「でも，痛み止めって強いんでしょ，こわいわ」「大手術だったのよ，今日からもう起きていいの？（人工骨頭が）はずれたりしないの？」 O：訪室時，すっぽり布団をかぶっており，表情が暗かった．その理由を尋ねると「S」のように話されていた． 　元来「がまん強い」こと，「朝ごはんもあまり食べてなかった」という情報あり． 　表情は，眉間にしわを寄せている．	・痛みはがまんしなくてよいこと，ADL拡大のためには，痛みを抑えていくのが必要であると説明した．ADLを拡大してかないと，筋力が低下していくと説明した． ・痛み止めを使うにあたり，受け持ち看護師と相談することにした． 　「管（創部ドレーン）も入っているし，痛いですよね」「大手術だったし心配ですよね」と，共感・受容する姿勢でかかわった．「看護師さんは痛み止めがあるって言っていました」と，Aさんへ情報提供した．	A：痛みがあって動けないようである．術後の不安もあり，うまくADL拡大できていない．痛みと不安を軽減し，ADL拡大していく必要がある．不安は医師に病状説明をお願いしてはどうか． P：プラン継続 痛み，不安の傾聴 鎮痛薬使用の考慮 不安の軽減

S：Subjective data　主観的情報　　　O：Objective data　客観的情報
A：Assessment　アセスメント　　　　P：Plan　計画

看護学生のみなさんが記載する実習記録は，看護記録とは別ものです．看護過程の展開の記載については，共通点がありますが，実習記録の目的・機能，記載内容は看護記録のそれとは異なります．どのようなことを学習するために，何をどのように記載するのか，オリエンテーションでよく確認して学内演習や臨地実習に臨みましょう．
記録は，その目的を理解したうえで，行うべきこと・行ってはいけないことに留意して記載しましょう！

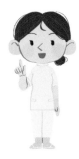

40 評価の目標

看護計画を実施したあとは，患者さん・家族の反応を分析したうえで，援助が適切であったかを考え，フィードバックをするということを理解しましょう．

【 実施方法の評価 】

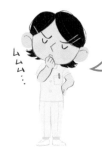

行った援助が適切であったか
どうかは，どのように評価し
たらいいのでしょうか？

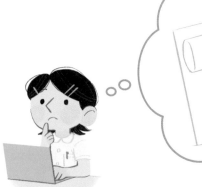

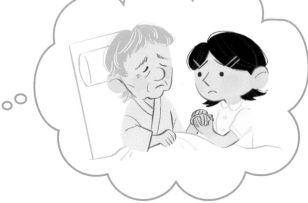

看護計画に基づいて実施を行う際は，実施によって
得られた患者さん・家族の反応をとらえ，援助の実施
方法を評価します．
自分の行った援助方法が患者さん・家族にとって適切
であるかという観点から評価します．
どのように援助すると患者さん・家族からよりよい反
応を引き出すことができるのか分析し，チーム全体で
共有できるように具体策に追記します．

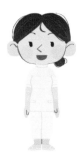

【 状態の変化の評価 】

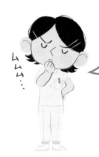

患者さん・家族の状態が変化していく場合，どのように評価したらいいのでしょうか？

患者さん・家族の反応をそれぞれのおかれた状況によって前日，前の勤務帯，数時間前，数十分前……と比較します．

患者さん・家族の状態が刻一刻と変化する可能性がある場合は，数十分前の状態と比較することが必要ですが，明らかな変化がない状態であれば，前日との比較で十分です．

看護計画で，観察を「1日1回行う」「2時間ごとに行う」というように計画されていれば，まずは計画された観察の間隔で比較します．1日1回の観察なら前日との比較，2時間ごとの観察なら2時間前との比較をするということです．

次に，「昨日とは変わらないが，3～4日前に比べ改善している」というように，もう少し範囲を広げて比較します．

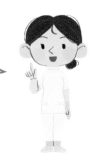

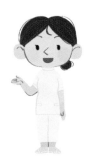

患者さん・家族のおかれた状態は，以前の状態と比べながら評価する．その際，期待される成果が「維持すること」なのか「改善すること」なのかに注意して期待される成果の見直し，具体策の追加・修正を行っていきます．

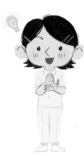

41 評価が正しいかどうかを考える～クリティカル・シンキング

評価はアセスメントと一緒で，データの分析になります．

日々の評価のところで述べた評価の視点は，❶期待される成果に対する到達度の判断，❷成果到達／未到達の要因の分析，❸看護計画の終了／継続／追加・修正の判断の3つです．

【❶期待される成果に対する到達度を判断する】

患者さん・家族の状態に基づくので，患者さん・家族の状態に関する情報は，関連のある情報に焦点を絞って，系統的に，もれがなく正確に示す必要があります．その際，成果到達とするのに都合がいいように，都合がいい情報だけを示す，情報を歪曲する，こじつけた解釈をすることがないようにします．

「期待された成果に到達した」と判断を下す前に，示したデータに偏りがないか，データが正しいかどうか，確認することが必要です．

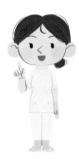

期待される成果に到達！？

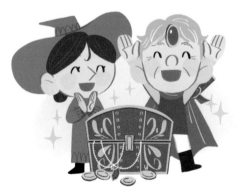

判断は正しい？

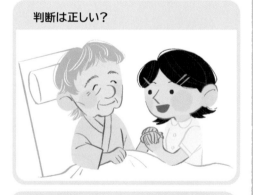

データに歪曲はない？

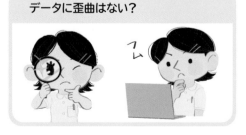

【❷成果に到達できたか／未到達の要因の分析をする】

> 看護師による介入をA，成果到達をBとすると，「Aにより Bとなっている」と言うために，「AでないとBではない」ということになるのか，考えてみることが大切です．

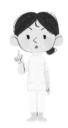

カンゴシは
介入（A）を行った！

成果に到達（B）した！

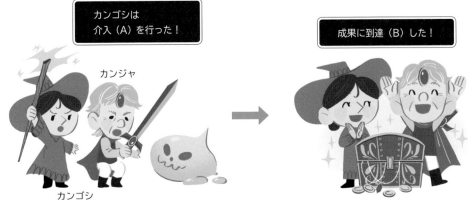

【❸看護計画の終了／継続／追加・修正を判断する】

❶❷の結果としての判断になります．到達であれば看護計画を終了しますが，問題点自体が解決していない場合は，新しい期待される成果を設定し具体策を立案するため，問題状況の分析を正確に行います．
また，未到達の場合は，看護計画をそのまま継続するか，追加・修正を行いますので，こちらも患者さん・家族の情報を注意深く分析します．

あっちに迂回
しましょう

このまま行けば
あと少しです！

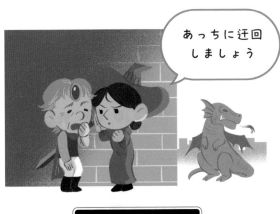

問題点自体が
解決していない場合

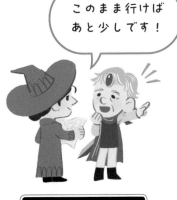

期待される成果に
未到達の場合

【引用・参考文献】

1) 日本看護科学学会：看護学を構成する重要な用語集.
　（https://www.jans.or.jp/modules/committee/index.php?content_id=32　2024年4月25日閲覧）
2) 菅原美樹, 瀬戸奈津子監：基礎と臨床がつながる　疾患別看護過程. Gakken, 2020.
3) 石川ふみよ：看護過程の解体新書. Gakken, 2023.
4) 中野実代子監：看護過程は情報収集で決まる. Nursing Canvas, 9 (4)：24-74, 2021.
5) 竹尾惠子監：超入門 事例で学ぶ看護理論 新訂版. Gakken, 2020.

さくいん

memo